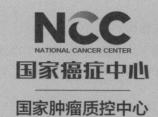

国家肿瘤质控中心

# 中国乳腺癌筛查与
# 早诊早治规范

## （2019 版）

国家癌症中心
国家肿瘤质控中心 ｜ 组织编写

人民卫生出版社

**图书在版编目（CIP）数据**

中国乳腺癌筛查与早诊早治规范：2019 版 / 国家癌症中心，国家肿瘤质控中心组织编写 . —北京：人民卫生出版社，2020

ISBN 978-7-117-29818-6

Ⅰ. ①中… Ⅱ. ①国…②国… Ⅲ. ①乳腺癌 — 诊疗 — 规范 Ⅳ. ①R737.9-65

中国版本图书馆 CIP 数据核字（2020）第 030656 号

| 人卫智网 | www.ipmph.com | 医学教育、学术、考试、健康，购书智慧智能综合服务平台 |
| 人卫官网 | www.pmph.com | 人卫官方资讯发布平台 |

中国乳腺癌筛查与早诊早治规范
**（2019 版）**

**组织编写：** 国家癌症中心
国家肿瘤质控中心

**出版发行：** 人民卫生出版社（中继线 010-59780011）

**地　　址：** 北京市朝阳区潘家园南里 19 号

**邮　　编：** 100021

**E - mail：** pmph @ pmph.com

**购书热线：** 010-59787592　010-59787584　010-65264830

**印　　刷：** 三河市潮河印业有限公司

**经　　销：** 新华书店

**开　　本：** 787 × 1092　1/16　　**印张：** 4

**字　　数：** 90 千字

**版　　次：** 2020 年 4 月第 1 版　2020 年 4 月第 1 版第 1 次印刷

**标准书号：** ISBN 978-7-117-29818-6

**定　　价：** 35.00 元

**打击盗版举报电话：010-59787491　E-mail：WQ @ pmph.com**

**质量问题联系电话：010-59787234　E-mail：zhiliang @ pmph.com**

# 编写专家委员会

顾 问
赫 捷　国家癌症中心 / 中国医学科学院肿瘤医院
郝希山　天津医科大学肿瘤医院

组 长
徐兵河　国家癌症中心 / 中国医学科学院肿瘤医院

副组长
吴 炅　复旦大学附属肿瘤医院
马 飞　国家癌症中心 / 中国医学科学院肿瘤医院
付 丽　天津医科大学肿瘤医院
李安华　中山大学肿瘤防治中心

专家组成员（以姓氏汉语拼音为序）
陈可欣　天津医科大学肿瘤医院
狄江丽　中国疾病预防控制中心
姜玉新　中国医学科学院北京协和医院
李 静　国家癌症中心 / 中国医学科学院肿瘤医院
李 霓　国家癌症中心 / 中国医学科学院肿瘤医院
李晔雄　国家癌症中心 / 中国医学科学院肿瘤医院
刘佩芳　天津医科大学肿瘤医院
陆劲松　上海交通大学医学院附属仁济医院
牛丽娟　国家癌症中心 / 中国医学科学院肿瘤医院
彭卫军　复旦大学附属肿瘤医院
沈松杰　中国医学科学院北京协和医院
石菊芳　国家癌症中心 / 中国医学科学院肿瘤医院
孙 强　中国医学科学院北京协和医院
佟仲生　天津医科大学肿瘤医院
王 靖　国家癌症中心 / 中国医学科学院肿瘤医院

# 前　言

　　党中央、国务院高度重视癌症的防治，在国家卫生健康委员会的直接领导下，通过各单位、各部门的协同努力，我国癌症诊治水平显著提升，患者生存率逐年升高。这与推进健康中国建设，加强癌症筛查与早诊早治的策略有直接关系。乳腺癌的生存率也逐年上升，但由于其发病率居女性癌症第一位，且我国人口众多，故也是值得关注的问题。目前我国乳腺癌的发病率还在逐年提升，乳腺癌患者生存率与西方发达国家相比仍存在差距，其中不乏筛查普及不足、早诊早治比例偏低的原因。鉴于这一严峻形势，为进一步提高我国乳腺癌生存率，普及并规范筛查与早诊早治发展理念是至关重要的环节。

　　在国家卫生健康委员会的指导下，国家癌症中心和国家肿瘤质控中心组织国内乳腺外科、肿瘤内科、放疗科、影像诊断科、超声科、病理科、流行病学、卫生经济学、遗传与分子诊断和防癌体检等相关学科的专家，总结中国防治乳腺癌的实践经验，共同撰写了《中国乳腺癌筛查与早诊早治规范》，以使我国乳腺癌筛查与早诊早治工作规范、合理开展。

　　本书根据我国医学、社会及经济发展情况，结合我国女性生理特征及乳腺癌发病特点，制定了适合我国女性的乳腺癌筛查策略、早诊早治方案。此外，本书还涉及乳腺癌流行病学、卫生经济学、筛查后不同乳腺疾病的诊断及处理流程、早期疾病的病理诊断及治疗、筛查与治疗中各关键技术方法，全面规范了乳腺癌筛查与早诊早治。

　　衷心希望本书的出版可以切实规范我国乳腺癌筛查和早诊早治各项工作，推进乳腺癌规范化筛查体系建立，提高乳腺癌早诊率，最终改善我国乳腺癌患者的生存率，提升乳腺癌整体防治水平，助力"健康中国 2030"的国家战略。

**赫　捷**

中国科学院院士

国家癌症中心主任

国家肿瘤质控中心主任

2019 年 12 月

# 目　录

第一章　乳腺癌流行趋势 / 1

第二章　乳腺癌筛查的定义、目的及形式 / 4

第三章　一般风险人群筛查策略 / 6

第四章　高风险人群筛查策略与管理 / 9

第五章　卫生经济学证据 / 13

第六章　乳腺疾病的诊断与处理流程 / 15

第七章　乳腺疾病病理诊断及治疗 / 22

第八章　乳腺自我关护 / 29

第九章　病史及体格检查规范 / 31

第十章　常规乳腺 X 线检查及报告规范 / 33

第十一章　乳腺超声检查技术及报告规范 / 36

第十二章　乳腺 MRI 检查技术及报告规范 / 41

第十三章　乳腺癌易感基因检测技术及规范 / 46

第十四章　乳腺结节穿刺活检 / 50

参考文献 / 51

# 第一章

# 乳腺癌流行趋势

乳腺癌是全球女性最常见的恶性肿瘤,严重危害着女性的健康和生命。据世界卫生组织(WHO)国际癌症研究中心(International Agency for Research on Cancer,IARC)的统计,2012年全球女性乳腺癌新发病例达168万,占女性全部恶性肿瘤发病的25.2%;52万女性因乳腺癌而死亡,占所有女性恶性肿瘤死亡的14.7%,占所有女性死亡的2.0%。

## 一、全球女性乳腺癌流行状况

### (一)发病和死亡特征

乳腺癌是全球女性最常见的恶性肿瘤。据统计,乳腺癌是全球140个国家中女性癌症发病的首位原因,也是101个国家女性癌症死亡第一位原因。乳腺癌的发病在全球的地理分布差异十分显著,北美、西欧、北欧地区发病率最高,非洲和亚洲地区发病率最低。据IARC统计,2012年全球乳腺癌新发病例中47.3%发生在发达国家,52.7%发生在发展中国家,而发达国家的乳腺癌发病率高达124.1/10万,是发展中国家的4.0倍。

乳腺癌的全球地理分布差异巨大,可以用遗传因素、生活方式和环境暴露因素的不同来解释。例如,生活在相同地区的非西班牙裔的白种人的乳腺癌发病率是亚裔的4倍左右,提示人种可能是乳腺癌发病的影响因素。美国种族多样性突出,白种人的乳腺癌发病水平最高,黑种人次之,黄种人的亚裔人群最低。对移民的流行病学研究显示,发病率低地区的女性移民到发病率高的地区,其后代(2至3代)的乳腺癌发病率与当地女性已基本接近,提示环境因素和生活方式是地理分布差异产生的重要影响因素。

世界各地乳腺癌发病年龄分布模式也存在显著差异,大致可以分为3种类型。一是以北美为代表的持续增长型,发病最高峰出现在65岁以后的老年人群。二是以东欧为代表的平台维持型,发病最高峰往往出现在55~64岁,65岁以后发病率开始降低,但程度不明显,是重要的特征。三是以东亚为代表的逐渐下降型,发病最高峰比前者提前到了45~54岁,55岁以后发病率逐渐降低,但在60~69岁有小幅上升。中国女性乳腺癌患者发病年龄特征属于第三种类型,且 40 岁以上女性乳腺癌发病率远低于西方国家。

据 IARC 统计,2012 年全球乳腺癌死亡病例中,37.9% 发生在发达国家,62.1% 发生在发展中国家,发达国家的乳腺癌死亡率为 30.9/10 万,是发展中国家的 2.7 倍,但发展中国家乳腺癌死亡的绝对数量更高。世界各地乳腺癌死亡率的高低与发病率水平并不完全一致,发病率较低的部分非洲地区标化死亡率反而较高,这是因为癌症死亡率除了受发病率影响以外,还受到临床诊断、治疗和康复水平的较大影响。

(二)流行变化趋势

从 30 多年全球乳腺癌的流行变化趋势来看,每年乳腺癌的新发病例数从 1980 年的 57 万上升到 2012 年的 168 万,绝对数上升了 1.49 倍。乳腺癌在全球的上升趋势与暴露于乳腺癌危险因素的女性数量增多、人口老龄化以及各年龄组发病率的上升有关。

世界上大多数国家和地区,乳腺癌的发病率在 20 世纪 70 年代至 90 年代期间上升了 30%~40%,尤以 50 岁以上女性的发病率上升最为显著。去除人口年龄结构的影响后,与 20 世纪 70 年代相比,乳腺癌标化发病率上升最快的是日本、新加坡等亚洲国家和居住在美国的亚裔人群和西班牙等南欧国家,上升幅度达到每年 3%~5%。而发病率最高的北美国家和部分地区及欧洲部分国家则正相反,其上升幅度反而最小。最近 20 多年来,部分国家的乳腺癌发病率的上升势头趋缓,比如美国 1980—1987 年乳腺癌的发病率大幅上升,而 1987—2002 年乳腺癌的发病率升幅明显减缓。这些变化使得全球乳腺癌发病的分布差异正逐步缩小。

值得注意的是,一些发达国家的乳腺癌死亡水平已在 20 多年前发生转折,由持续上升转为显著下降。近年来,在英国、美国、加拿大等国家女性乳腺癌死亡率有明显下降的趋势,而日本和韩国等亚洲国家的乳腺癌死亡率一直持续快速上升,与西欧和北美的差距越来越小。根据英国和美国 1987—1997 年 10 年间持续下降的幅度,到 2000 年 20~69 岁女性乳腺癌死亡数估计降低 25%。各国乳腺癌的死亡率趋势分析显示,北美和西欧的代表性国家(如美国、英国)乳腺癌死亡率在 1990 年之前持续上升,并在该年达到巅峰,之后呈现逐渐下降趋势。瑞士、荷兰、德国、丹麦、挪威和爱尔兰等国在随后的 5 年内相继出现了同样的转折,北欧地区女性乳腺癌死亡率下降了 25%~30%,美国女性乳腺癌死亡率从最高点 1989—2015 年下降了 39%。乳腺癌死亡率的下降主要归功于筛查普及和健康意识提高带来的早期诊断率提高以及治疗效果的改善。

## 二、中国女性乳腺癌流行状况

(一)发病和死亡特征

乳腺癌也是我国女性最常见的恶性肿瘤之一。从世界范围看,中国女性乳腺癌的发病和死亡水平较低,但由于人口基数大,中国仍是乳腺癌大国。根据全国肿瘤登记数据,2011 年全国新发女性乳腺癌病例约 24.9 万,发病率 37.86/10 万,世界标化率 26.65/10 万,0~74 岁累积发病率 2.87%,位居女性癌症发病首位。其中城市地区新发病例约 15.8 万(63.6%)、农村地区约 9.1 万(36.4%),城市地区发病率和累积发病率均高于农村。不同年龄段发病率差异明显,30 岁以后发病率随年龄快速增加,到 55 岁年龄组达到高峰,为 90.64/10 万,之后随年龄增长逐渐下降。

2011 年全国女性乳腺癌死亡病例约 6.0 万,死亡率 9.21/10 万,世界标化率 6.38/10 万,位居女性死亡第 6 位。城市地区死亡病例、死亡率与世界标化率均高于农村地区。乳腺癌年龄别死亡率也在 30 岁以后快速增加,到 55 岁年龄组达到高峰,进入平稳期后随年龄继续上升,85 岁以上年龄组达到死亡高峰。城市地区的年龄别死亡率相对较高,60 岁以后城乡死亡率差异较为明显。

2013 年全国女性乳腺癌新发病例和死亡病例分别增长至 27.88 万和 6.46 万。2015 年新发病例人数有所下降,为 26.86 万,死亡病例人数增长至 6.95 万。我国几个主要肿瘤登记点的资料显示,北京、上海等大城市的女性乳腺癌发病率和死亡率比林州、启东等农村地区均高 2~3 倍。

(二)流行变化趋势

20 世纪 90 年代以后,我国乳腺癌发病和死亡的水平正迅速上升,大城市 10 余年的上升幅度达到 20%~30%,而相对发病率较低的中小城市和农村地区则增长的速度更快。一项对 4 个肿瘤登记地区女性乳腺癌发病和死亡的时间趋势分析发现,1988—2007 年,北京和上海 2 个城市地区与林州和启东 2 个农村地区相比,女性乳腺癌发病率和死亡率变化显著:4 个地区的发病率均明显上升,且农村地区上升趋势更明显;死亡率则表现为 2 个城市地区没有上升趋势,而农村地区中林州的死亡率呈现明显的上升趋势,启东的死亡率没有表现出上升趋势。基于中国 22 个肿瘤登记点资料的趋势分析显示,2000—2013 年,中国女性乳腺癌标化发病率以平均每年 3.5% 的速度上升;标化死亡率平均每年上升 1.0%。

## 三、乳腺癌患者的生存状况

随着全球在乳腺癌筛查和治疗上取得的巨大进步,虽然乳腺癌发病数量每年在增长,但其生存率相对较高,且近年来有明显提高。

2018 年 1 月,著名的世界癌症生存项目 CONCORD 研究发布了 2000—2014 年诊断的来自 66 个国家 298 个登记点共 6 422 553 例乳腺癌病例的观察结果。2010—2014 年女性乳腺癌年龄标化 5 年净生存率在 25 个国家达到了 85% 以上,其中澳大利亚和美国分别为 89.5%、90.2%;在 12 个国家为 80%~84%,包括中国(83.2%)。不同国家之间生存率水平仍存在较大差异,例如印度女性乳腺癌年龄标化 5 年净生存率仅 66.1%。2000—2014 年,许多国家不同时期(2000—2004、2005—2009、2010—2014)的 5 年净生存率呈现持续增长的趋势。

近日发布的基于中国 17 个肿瘤登记点 49 176 例乳腺癌患者的报告显示,2003—2015 年诊断的乳腺癌年龄标化的 5 年相对生存率从 73.1%(2003—2005)上升到了 82.0%(2012—2015),其中城市地区患者从 77.8% 上升到 84.9%、农村地区患者从 55.9% 上升到 72.9%。但我国与欧美国家相比仍存在 8% 左右的差距,造成这种差异的部分原因可能在于乳腺癌筛查覆盖率的差异。据估计,在参与上述生存率统计的乳腺癌患者中,仅不到 1% 是通过筛查发现的。因此,乳腺癌的早期筛查和早诊早治对于中国女性而言显得尤为重要。

# 第二章

# 乳腺癌筛查的定义、目的及形式

## 一、乳腺癌筛查的定义

乳腺癌筛查是通过有效、简便、经济的乳腺检查方法,在无症状人群中识别和发现具有进展潜能的癌前病变患者以及早期浸润癌患者,以期通过早期发现、早期诊断和早期治疗,最终达到降低人群乳腺癌的死亡率。乳腺癌筛查是用于高危人群和目标人群的一种公共卫生的乳腺癌防控措施。

## 二、乳腺癌筛查的目的

(一)提高广大妇女自我保健意识,促进建立健康行为,自觉接受乳腺癌筛查

通过在社区、单位、医疗保健机构开展乳腺癌筛查的健康教育,提高妇女对预防乳腺癌的意识及早期识别的能力,自觉地寻求乳腺癌的筛查服务。

(二)确保广大妇女能够享有可负担、可接受、均等的乳腺癌防治技术服务

通过政府的支持,逐步改善、提高乳腺癌防治的服务条件和服务能力,扩大筛查的覆盖面,提高乳腺癌的筛查率。在满足筛查的基本工作需求的基础上,推广适宜的筛查技术,使更多的适龄妇女能够得到可负担、可接受和公平的乳腺癌筛查服务。

(三)提高早期发现、早期诊断、早期治疗乳腺癌的水平,降低发病率和死亡率

通过乳腺癌筛查,达到早期发现、早期诊断、早期治疗乳腺癌目的。通过对乳腺癌的危险因素筛查,及早发现高危人群,进行积极的干预。对筛查发现异常或可疑结果的妇女,采取进一步的追踪、诊断、处理等一系列措施,使患病妇女能得到及时的治疗和保健指导,生活质量和健康水平得到提高。

## 三、乳腺癌筛查形式

乳腺癌筛查的服务形式包括有组织的群体性筛查和为有需求者提供个体筛查,即机会

性筛查。可进行专项检查,也可与其他健康体检相结合开展。不论何种筛查形式,都应保证乳腺癌筛查内容的完整和筛查技术的规范。

（一）群体性筛查

群体性筛查是指在辖区或机构有组织、有计划地组织适龄妇女进行筛查。筛查地点可设置在医疗保健机构门诊或体检中心,也可在社区、企事业单位等符合筛查条件的场所。为保证筛查工作顺利、有序进行,应提前告知服务对象筛查地点、时间、筛查项目、筛查前的注意事项等。

有效的群体性筛查需要包括以下几个方面的要素:

1. 明确目标人群,即在哪儿、对哪个年龄段的妇女进行筛查。

2. 确定筛查间隔,即目标人群需要多长时间再进行筛查。

3. 制订覆盖目标,即筛查需要覆盖的人群比例。

4. 建立邀请妇女参加筛查服务的机制(例如利用大众媒体、邀请信或给小礼品等方式鼓励和促使妇女参加筛查)。

5. 明确筛查方法,需要根据筛查经费、提供筛查服务的医务人员数量、不同筛查方法的可获得性和成本等确定适合当地的筛查方法。

6. 建立转诊机制,以确保筛查结果阳性者能够及时得到通知,并进行进一步的诊断和治疗。

7. 制订能够监测和评估筛查效果的指标(如覆盖率、参与率以及检出率等)。

（二）机会性筛查

机会性筛查是指医疗保健机构结合门诊常规工作提供乳腺癌筛查服务。医务人员可建议因各种原因就诊的适龄妇女接受筛查,或为提出筛查需求的妇女提供服务。机会性筛查与群体性筛查的服务内容与管理模式相同。要做到告知检查项目、注意事项,并提供咨询等,按筛查信息管理要求进行登记。

# 第三章

# 一般风险人群筛查策略

## 一、乳腺癌一般风险人群的定义

乳腺癌一般风险人群是指没有乳腺癌相关高危因素的人群（高危因素定义见第四章高风险人群筛查策略与管理）。

## 二、一般风险人群乳腺癌筛查策略

（一）18~25 岁

1. 乳腺癌知识宣教。

2. 每个月一次乳腺自我检查。

（二）25~40 岁

1. 乳腺癌知识宣教。

2. 每个月一次乳腺自我检查。

3. 每年一次医生体格检查。

（三）40~70 岁

1. 乳腺癌知识宣教。

2. 每个月一次乳腺自我检查。

3. 每年一次医生体格检查。

4. 每年一次乳腺影像学检查，结合中国国情，推荐以乳腺 X 线检查和 / 或乳腺超声为检查手段。对于条件不具备的地区或致密型乳腺(腺体为 c 型或 d 型)，可首选乳腺超声检查。

（四）70 岁以上

1. 乳腺癌知识宣教。

2. 每个月一次乳腺自我检查。

3. 每年一次医生体格检查。

4. 机会性筛查(有症状或可疑体征时进行影像学检查)。

一般风险人群的乳腺癌筛查项目包括乳腺癌知识宣教、乳腺自我检查、医生体格检查以及乳腺影像学检查。

乳腺癌知识宣教对于提高个体的防癌意识和早期发现乳腺癌具有重要意义,适合于所有成年女性。成年女性需要熟悉自己的乳腺以及乳腺的任何变化。

对于乳腺自我检查以及医生体格检查,目前还缺乏相关的循证医学证据支持,但是可以提高乳腺癌的防癌意识以及进行乳腺癌风险评估。尤其是在中国还缺乏全国性的乳腺癌普查的情况下,本规范仍推荐所有的女性进行定期的乳腺自我检查以及医生体格检查。

乳腺影像学检查主要包括乳腺超声、乳腺 X 线检查以及乳腺 MRI(磁共振成像)。乳腺癌的影像学检查已经被证实可以提高早期诊断率,降低死亡率。

对于影像学检查的起始年龄,虽然有些指南建议 50 岁以上,但大部分指南建议将 40 岁作为乳腺癌筛查的起始年龄。我国女性乳腺癌的发病高峰年龄为 45~54 岁,比西方国家要提前 10 年左右,因此本规范建议一般风险人群乳腺癌筛查的起始年龄为 40 岁。

对于乳腺癌影像筛查的停止年龄,现在缺乏相关的研究,大部分随机对照研究都将 65 岁或者 70 岁作为筛查的上限。但是,老年人乳腺癌的发病率仍然较高,因此本规范认为老年人是否停止筛查需要结合个人的身体健康状况、预期寿命以及各种合并症情况。如果合并症多,预期寿命有限,则不需要进行乳腺癌筛查。老年人通常依从性差,对于 70 岁以上老年人可以考虑机会性筛查,出现症状时进行影像学检查。

在欧美等国家的指南中,都推荐将乳腺 X 线检查作为乳腺癌筛查的主要手段。乳腺 X 线检查是目前全球范围内循证医学证据最充分、应用最广的乳腺癌筛查手段。

但是我国乳腺癌的发病特点与西方国家并不完全相同。我国妇女乳腺密度普遍较西方人种高,而且我国乳腺癌的发病高峰年龄为 45~54 岁,年轻个体的乳腺密度要高于老年人,这都使在西方国家广泛应用的乳腺 X 线检查的敏感性和特异性在我国较低。乳腺超声和 X 线检查用于乳腺癌筛查直接头对头比较的大规模随机对照研究很少。美国放射学会影像学研究(American College of Radiology Imaging,ACRIN)6666 是欧美国家纳入乳腺超声作为筛查手段的一项前瞻性随机对照研究。该研究发现,乳腺超声对乳腺癌检出率与 X 线检查相当,而且超声发现的乳腺癌中有 91.4% 为浸润性癌,X 线检查发现的乳腺癌中浸润性癌仅占 69.5%。也就是说,超声漏诊的乳腺癌大部分是仅表现为钙化的原位癌,而 X 线检查更多漏诊的是浸润性癌。原位癌不一定会发展成浸润性癌,而浸润性癌则会进一步发展甚至转移。这项研究结果在另一项美国门诊患者回顾性分析中也得到了证实。北京协和医院牵头的一项全国多中心乳腺超声与 X 线检查头对头比较的前瞻性随机对照研究证实,对我国女性而言,乳腺超声筛查的敏感性、准确性及卫生经济学方面均显著优于 X 线检查。

近年来,中国相关的研究证明了超声的优势,同时超声筛查比 X 线检查存在卫生经济学优势,无辐射和严重的不适。此外,中国部分经济欠发达地区仍缺乏乳腺 X 线检查仪器。但总体来说,超声作为筛查手段的高水平循证医学证据仍有待补充。因此,针对一般风险人群,本规范推荐将乳腺 X 线检查和 / 或乳腺超声作为中国人群的首选筛查手段。

乳腺 MRI 作为筛查手段具有费用高、检查时间长、假阳性率高等缺点。目前尚未发现应用乳腺 MRI 检查进行乳腺癌筛查能够延长患者的生存期，也未见循证医学证据支持在普通人群中利用乳腺 MRI 检查进行乳腺癌筛查。美国癌症学会（American Cancer Society，ACS）和美国国家综合癌症网络（National Comprehensive Cancer Network，NCCN）指南共同推荐在高危人群中将乳腺 MRI 检查作为乳腺癌筛查的辅助方法。当乳腺 X 线检查或超声检查不能确定病变性质时，可考虑进一步行乳腺 MRI 检查，以提高早期乳腺癌检出率。因此，对于一般风险人群，本规范不推荐常规进行乳腺 MRI 筛查。

# 第四章

# 高风险人群筛查策略与管理

## 一、乳腺癌的高危因素及高危人群

乳腺癌的发病机制与遗传因素和非遗传因素密切相关。经过几十年对乳腺癌发病相关因素的深入研究,对乳腺癌发病相关高危因素已经有了基本认识。乳腺癌发病相关高危因素众多,在不同人群中的分布和作用强度差异较大。恰当评估和分析乳腺癌高危因素的暴露程度,明确乳腺癌高危人群,对高危人群进行定期检查、长期随访,对乳腺癌的个体化预防、早期诊断、早期治疗意义重大。在特定女性人群中,根据流行病学调查确定的乳腺癌高危因素及其权重,建立高危模型,能够客观、全面、准确地预测乳腺癌发病个体危险性。

目前各种研究认为,乳腺癌的高危因素完整的表述如下:

1. 有明显的乳腺癌遗传倾向者(详见乳腺癌家族遗传高危人群定义)。

2. 既往有乳腺导管或小叶中重度不典型增生或小叶原位癌患者。

3. 既往 30 岁以前接受过胸部放疗者。

乳腺癌高危人群:存在上述高危因素之一者即可定义为高危人群。

## 二、乳腺癌高危人群筛查策略与管理

所有妇女都应在 30 岁以前进行乳腺癌风险评估,以确定乳腺癌高风险人群,并使其从补充的筛查手段中获益。建议对乳腺癌高危人群提前进行筛查(小于 40 岁),筛查间期推荐每年一次,筛查手段整体原则应联合乳腺 X 线检查和乳腺超声,必要时还可以应用乳腺MRI 等新的影像学手段。具体策略如下:

1. 有明显的乳腺癌遗传倾向者,分为:

(1) *BRCA1/2* 致病性突变的携带者:推荐从 18 岁开始进行每个月的乳腺自我检查,从 25岁开始每半年进行一次乳腺临床检查。推荐25~29 岁的女性每6~12 个月进行乳腺超声检查,每年进行乳腺 MRI 检查,30~75 岁的女性每 6~12 个月进行乳腺超声检查,每年进行乳腺 X

线检查和乳腺 MRI 检查。

（2）乳腺癌终身患病高风险人群（定义详见乳腺癌家族遗传高危人群筛查策略）：推荐从18 岁开始进行每个月的乳腺自我检查。从确定其风险开始，每半年进行一次乳腺临床检查。乳腺超声从早于家族中乳腺癌最早发病年龄 10 年开始，每 6~12 个月进行。乳腺 MRI 检查从早于家族中乳腺癌最早发病年龄 10 年（但不小于 25 岁）开始，每年进行。乳腺 X 线检查从早于家族中乳腺癌最早发病年龄 10 年（但不小于 30 岁）开始，每年进行。

2. 30 岁以前接受过胸部放疗的患者　推荐每个月一次乳腺自我检查。从最后一次放疗的 8 年后，每年一次医生体格检查。从最后一次放疗的 8 年后（若此时患者小于 25 岁，则从 25 岁开始），每年进行乳腺 X 线检查和乳腺超声检查，推荐必要时加用乳腺 MRI 检查。

3. 既往有乳腺导管不典型增生（atypical ductal hyperplasia，ADH）或小叶不典型增生（atypical lobular hyperplasia，ALH）或小叶原位癌（lobular carcinoma in situ，LCIS）的患者，特别是伴随其他危险因素存在时，推荐每个月一次乳腺自我检查，每半年到 1 年进行一次医生体格检查，应该在诊断后每年进行乳腺 X 线检查和乳腺超声检查（若行乳腺 X 线检查则不早于 30 岁），可考虑必要时加用乳腺 MRI 检查。

## 三、高危人群筛查相关阐述及循证医学证据

### （一）病史采集和体格检查

对于乳腺癌高危人群，更应强调病史、家族史、乳腺自我检查、临床查体的重要性。推荐体格检查中增加病史及家族史询问。基层医务工作者应结合中国国情，积极向社区女性传授乳腺自我检查的方法以及常见乳腺疾病知识，提高女性的乳房自我健康保护意识及防癌意识，同时进行基层医务工作者培训，规范临床乳腺查体方法，这对提高乳腺癌早期诊断有积极意义。

### （二）影像学检查手段选择

由于我国妇女乳腺癌发病年龄较轻，乳腺腺体较西方女性致密，乳腺 X 线检查容易漏诊，但是乳腺超声容易漏诊以微小钙化为主要表现的乳腺癌，因此对于乳腺癌高危人群，建议整体原则应联合乳腺 X 线和乳腺超声。一项前瞻性研究结果显示，对于致密型乳腺和乳腺癌高危女性，乳腺 X 线检查诊断乳腺癌的灵敏度为 50.0%，而超声检查联合乳腺 X 线检查的灵敏度为 77.5%。针对该类型女性行超声检查联合乳腺 X 线检查，与乳腺 X 线检查结果相比，每 1 000 例女性乳腺癌检出率增加 4.3 例。

美国癌症学会和 NCCN 指南共同推荐在高危人群中将乳腺 MRI 检查作为乳腺 X 线检查的辅助筛查方法。当乳腺 X 线检查或超声检查不能确定病变性质时，可考虑进一步行乳腺 MRI 检查，以提高早期乳腺癌检出率。乳腺 MRI 检查的优势在于对软组织分辨力高，对致密型乳腺组织、乳腺邻近组织侵犯显示较好，动态增强扫描有助于区分病灶的良恶性，因此尽管存在检查时间长、费用昂贵、对导管原位癌及微小钙化灶常不能检出等缺点，但针对乳腺癌高危女性，仍可以考虑行乳腺 MRI 检查，合理利用影像学检查资源。乳腺 MRI 检查可以作为乳腺 X 线检查、乳腺临床体格检查或乳腺超声检查发现的疑似病例的补充检查

措施。

## 四、乳腺癌家族遗传高危人群筛查策略

### (一)乳腺癌家族遗传高危人群定义

家族性乳腺癌是指乳腺癌在家族中呈聚集现象,多个具有血缘关系的亲属患有乳腺癌。遗传性乳腺癌是指由明确的乳腺癌易感基因突变导致的,并且基因突变可以遗传给后代,导致后代的乳腺癌风险增高。通常在未确定遗传致病原因的情况下,临床上发现的主要是以家族聚集为特征的家族性乳腺癌。家族/遗传性乳腺癌具有发病年龄早、家族中多个成员发病、对侧(或双侧)乳腺癌发病率高等临床特点,属于乳腺癌家族遗传高危人群。

### (二)风险评估与基因检测

对于有乳腺癌等肿瘤家族史或已知家族中携带有乳腺癌易感基因致病突变的个体,建议首先就诊具有肿瘤遗传背景的肿瘤学专家或在肿瘤遗传门诊进行遗传咨询,以筛选高危人群和进行健康宣教。

应详细采集就诊者的个人病史和家族史信息,绘制就诊者的家系图。推荐采用美国国家遗传咨询协会(National Society of Genetic Counselors)的家系图绘制标准。尽可能了解家族成员的健康状况。家族成员包括三代以内的具有血缘关系的亲属。若有肿瘤病史,尽可能记录肿瘤类型及发病年龄的信息。肿瘤病史不限于乳腺癌,卵巢癌、前列腺癌、胰腺癌等其他肿瘤类型也有助于风险评估。对于肿瘤病史,应尽可能采集临床资料(特别是病理报告)作为参考。不建议在未确定高危风险的情况下,携健康亲属(特别是未成年人)前来咨询,以免增加其心理负担。

美国 NCCN 指南将乳腺癌终身风险 >20% 的人群归为高风险人群。而英国国家卫生与临床技术优化研究所(NICE)指南将乳腺癌终身风险 >30% 的人群归为高风险人群,将乳腺癌终身风险 17%~30% 归为中度风险人群。目前国际上乳腺癌风险评估模型有很多,包括 Gail、Claus、BRCAPRO、BOADICEA 和 IBIS 等,每个模型都各有侧重,应用比较多的是 Gail 模型。这些模型大部分是通过病例对照研究分析高危因素来产生的,中国人群的乳腺癌高危因素与西方人群可能存在很大的差异,目前国内的学者也正在进行相关的研究,建立了一些基于中国人群乳腺癌流行病学特征的乳腺癌风险预测模型。对于乳腺癌风险评估,综合我国家族结构小等国情特点,可能造成乳腺癌风险低估,本规范对乳腺癌风险评估模型不做具体推荐。

仅推荐基因检测结果明确改变临床诊疗的乳腺癌易感基因用于临床基因检测。基于目前的证据,仅推荐高外显率的乳腺癌易感基因 *BRCA1* 和 *BRCA2* 用于临床检测。推荐符合以下条件的人群进行乳腺癌遗传咨询和 *BRCA1/2* 突变检测:发病年龄 ≤ 45 岁的乳腺癌患者;有乳腺癌家族史;发病年龄 ≤ 60 岁的三阴乳腺癌;双乳癌;男性乳腺癌;家系中有已知 *BRCA1/2* 致病基因存在;有卵巢癌(包括输卵管癌和原发性腹膜癌)、胰腺癌、前列腺癌等类型肿瘤的患者或家族史(具体标准详见第十三章乳腺癌易感基因检测技术及规范)。尽管 *TP53* 和 *PTEN* 也是高外显率的乳腺癌易感基因,但由于其致病突变非常罕见,建议仅在早

发乳腺癌患者(如发病年龄 ≤ 30 岁)或符合相关遗传肿瘤综合征诊断标准的人群进行临床基因检测。其他乳腺癌易感基因检测的临床应用价值证据有限,建议仅用于科学研究。

(三) 临床干预

*BRCA1/2* 致病性突变携带者具有较高的乳腺癌及对侧乳腺癌发生风险,临床医生应和突变携带者讨论是否选择预防性手术,以降低乳腺癌等肿瘤发病风险。

# 第五章

# 卫生经济学证据

## 一、卫生经济学评价的意义及方法

### （一）意义

在国际乳腺癌筛查指南制定及政府卫生决策中，不但需要考虑筛查的效果，同时需要权衡不同筛查方案的成本消耗。由于不同国家疾病负担及卫生资源存在差异，基于本国人群筛查的卫生经济学评价证据尤为重要。

### （二）方法

卫生经济学评价方法可分为最小成本分析、成本-效果分析、成本-效用分析和成本-效益分析。增量成本-效果比（incremental cost-effectiveness ratio, ICER）是进行卫生决策的综合指标，其表示筛查方案与对照方案的相对成本之差和相对效果之差的比值，根据世界卫生组织推荐标准，ICER 小于 1 倍人均 GDP 认为"非常符合成本-效果原则"（"very cost-effective"）或非常经济有效，ICER 小于 3 倍人均 GDP 认为"符合成本-效果原则"（"cost-effective"）或经济有效。

## 二、中国人群乳腺癌筛查卫生经济学评价现状

采用系统综述（systematic review）的方法，系统检索并评价国内外数据库中国乳腺癌筛查的卫生经济学评价研究，共纳入 19 项研究，其中成本-效果分析、成本-效用分析和成本-效益分析各有 17 项、8 项和 5 项。主要筛查技术包括乳腺 X 线检查、乳腺超声和乳腺临床检查，组合方式包括单一筛查技术或多种技术的串联或并联组合。筛查频率包括 1 次/年、1 次/2 年、1 次/3 年和终生 1 次。7 项研究报道 17 组筛查方案的 ICER。

## 三、不同筛查方案卫生经济学证据

### （一）不同人群

**1. 高危人群**　证据有限，纳入的 19 项研究仅有 3 项高危人群相关研究。仅 1 项进行

了 ICER 分析,其结果支持单独乳腺 X 线检查或 X 线检查联合超声筛查"符合成本 - 效果原则"。

**2. 普通人群**    16 项基于普通人群研究中,有 6 项报道了 ICER,其结果显示:筛查每挽救一个质量调整生命年(或避免一个伤残调整生命年)的 ICER 在 1.46 万~89.52 万元(17 组数据),与人均 GDP 比值为 0.1~10.5。其中 11 组数据支持在普通人群中开展乳腺癌筛查"符合成本 - 效果原则",4 组则支持开展乳腺癌筛查"非常符合成本 - 效果原则"。

(二) 不同筛查技术

**1. 乳腺 X 线检查单一筛查**    3 项研究报道了 4 组乳腺 X 线检查单一筛查的 ICER 结果,范围在 0.29 万~24.88 万元,与人均 GDP 比值为 0.1~6.8,仅 1 组数据支持筛查"符合成本 - 效果原则"。

**2. 乳腺超声单一筛查**    乳腺超声单一筛查研究证据缺乏,仅 1 项研究报道乳腺超声单一筛查的 ICER 为 10.27 万元,与人均 GDP 比值为 2.2,"符合成本 - 效果原则"。

**3. 乳腺超声联合 X 线检查筛查**    4 组乳腺癌超声联合 X 线检查筛查结果,两项技术串联和并联筛查数据各有 2 组,其 ICER 在 0.42 万~18.34 万元,与人均 GDP 比值为 0.2~2.2,提示两项技术联合筛查"符合成本 - 效果原则"。

**4. 乳腺临床体格检查、超声和 X 线检查联合筛查**    乳腺临床体格检查、超声和 X 线检查联合筛查方案多样,包括多种串联或并联组合筛查,8 组 ICER 数据在 1.46 万~89.52 万元,与人均 GDP 比值为 0.3~10.5,其中"符合成本 - 效果原则"和"非常符合成本 - 效果原则"的数据各有 7 组和 4 组,整体提示联合筛查经济、有效。

## 四、小结与展望

中国人群乳腺癌筛查卫生经济学评价研究逐渐增多,研究质量亦逐步加强。当前的证据初步提示:在我国开展乳腺癌筛查经济、有效。然而,最优筛查方案暂无定论。单独 X 线检查或超声筛查的经济学证据极其有限,X 线检查与超声 2 项联合,乳腺临床体格检查、X 线检查和超声 3 项联合筛查经济有效的证据也较有限。后期仍需开展更高质量的前瞻性研究、人群随机对照试验和高精度模型研究予以验证。

# 第六章

# 乳腺疾病的诊断与处理流程

## 一、乳腺疾病的诊断性评估

（一）专科临床体格检查

通过对乳头、乳房、区域淋巴结进行细致的视诊与触诊，评估是否存在异常的症状与体征，包括乳房疼痛、肿块、乳头溢液、皮肤改变等。

1. **乳房疼痛**　需要明确疼痛的部位、程度，是否有周期性，是否伴有其他的症状或体征。

2. **肿块**　需要明确肿块属单发还是多发，单侧还是双侧，肿块的位置、大小、边界、质地、活动度等，是否伴有其他体征，如压痛、乳头内陷、乳头溢液或皮肤凹陷等。

3. **乳头溢液**　需要明确溢液是自发的还是挤压诱发的，是发生于单个导管还是多个导管，来自单侧乳房还是双侧同时发生，同时确认溢液的量与性质，如透明清亮、血性、浆液性、乳汁样等。

4. **皮肤改变**　明确是否存在皮肤凹陷、局部皮肤增厚、卫星结节、破溃、橘皮样变、红、肿、皮温增高等。

（二）影像学评估

1. **乳腺 X 线检查**　为使报告标准化，并将影像学诊断对应于规范的临床处理原则，乳腺 X 线检查结果参照美国放射学会提出的乳腺影像报告与数据系统（breast imaging report and data system，BI-RADS）报告。在乳腺 X 线检查报告中，BI-RADS 0 类提示需要与前片对比，可加行乳腺超声和 / 或磁共振检查。BI-RADS 1 类和 2 类均提示无恶性证据，提示常规筛查即可。BI-RADS 3 类，随诊间隔时间为 6~12 个月，随诊时间为 2~3 年。如果病灶无变化或消失，患者继续进行常规筛查。如果病灶增大，或呈良性征象改变，需行活检。如果随诊有困难，或者患者高度焦虑，或者有乳腺癌家族史，可以考虑直接活检。对于 BI-RADS 4~5 类者，大多需要粗针活检，或定位针手术切除活检。但部分 4 类，尤其是 4A 类的病例并不一定必须进行活检，临床医师可根据临床病程、体格检查情况以及与前片比较的结果，决定是否可以短期随访。穿刺活检（细针或粗针）的病理结果和影像发现必须相符合。当病理结果和影像发现不符时，需要再次进行影像学检查和/或再次取材或切除。如果再次评估仍然不符合，则推荐手术切除。如果再次评估后病理、影像均为良性，随诊 1~2 年，随诊间隔时间为 6~12 个月，之后进入常规筛查。对于 BI-RADS 6 类者，按照乳腺癌指南诊疗。

**2. 乳腺超声检查**　乳腺超声是与乳腺 X 线互相补充的检查方法。对于可触及肿物、乳腺 X 线检查评估为 BI-RADS 1~3 类，年龄 ≥ 30 岁的女性，建议进行超声检查。对于有不对称增厚/结节、年龄 ≥ 30 岁的女性，也建议进行超声检查，作为乳腺 X 线检查的辅助检查。此外，对于有皮肤改变而怀疑恶变，或有自发性乳头溢液而未触及肿物的所有年龄段女性，建议进行超声检查，作为乳腺 X 线检查的辅助检查。对于乳腺 X 线检查评估为 BI-RADS 0 类的女性，超声也作为可选项。当超声初次发现很可能为良性的实性结节，或活检为良性，影像学检查也提示良性时，推荐超声复查随诊。对于复杂性囊肿或抽吸后发现囊液为血性的患者，建议进行超声引导下活检。

**3. 乳腺 MRI 检查**　磁共振检查并不作为筛查的首选检查。但当超声与 X 线检查结果不明确，如提示 BI-RADS 0 类时，可考虑进行磁共振检查，并且乳腺 MRI 检查应该平扫结合增强造影。当临床怀疑为乳腺癌，而乳腺超声及 X 线检查无阳性结果时，MRI 可用于寻找乳腺原发病灶，用于隐匿性乳腺癌的诊断，当患者以腋窝淋巴结转移癌为首发表现，临床体格检查和其他影像学检查阴性，MRI 应该作为首选。当患者有皮肤改变，并且怀疑为乳腺癌，但皮肤或乳头活检为良性时，需要考虑行 MRI 检查，以排除炎性乳癌的可能。此外，MRI 还可用于某些特殊的情况，如已植入假体的乳房、乳腺癌术前评估病变范围等。

（三）病理学评估

**1. 细针穿刺活检**　细针穿刺活检（fine needle aspiration biopsy，FNAB）的"细针"定义为针头外径小于 1mm，国内乳腺细针穿刺常用 7 号或 8 号针头（22G 和 21G）。可触及肿物的细针穿刺可由细胞病理医师徒手进行，而触及不明确的肿物则需在超声引导下进行。细针穿刺活检在乳腺癌诊治中主要用于下列情况：①乳腺可疑病灶的诊断：随着空芯针活检的开展，细针穿刺的应用较前明显减少，但细针穿刺仍是 NCCN 乳腺癌筛查与诊断指南中推荐的可触及乳腺肿物的有价值的活检方式。②对于乳腺囊性肿物的治疗与诊断：对于乳腺单纯性囊肿患者，如果疼痛明显，可通过细针穿刺进行治疗性针吸，将吸出液体送细胞学检查。③乳腺癌术后复发和转移病灶的确诊：乳腺癌术后胸壁复发灶可表现为肿块、结节，甚至皮肤红斑，这些病灶表浅，往往很难行空芯针活检。④乳腺癌淋巴结转移的诊断：细针穿刺不受淋巴结大小、位置及与周围组织解剖关系的限制，可以对任何大小和任何部位的淋巴结轻松取材，因此在淋巴结转移的诊断中较空芯针活检更有优势。细针穿刺活检诊断淋巴结转移有助于新辅助化疗时的术前分期和减少术中前哨淋巴结活检。

细针穿刺活检的最大优势是创伤小、患者耐受性好。不足是无法区分原位癌与浸润癌，故对拟进行新辅助化疗的患者，不能以细针穿刺诊断作为治疗依据。另外，细胞学诊断须由专门经过细胞病理学培训的医生来完成。

细针穿刺的 meta 分析显示其敏感性和特异性分别为 93% 和 98%。乳腺小叶癌和小管癌是细胞学医师漏诊最常见的组织学亚型,而细胞学假阳性报告多来自乳腺纤维腺瘤和导管内乳头状瘤。小叶及导管上皮的不典型增生也易导致假阳性,尤其是小叶的不典型增生与小叶原位癌在细胞学标本中很难区分。细针穿刺病例的临床管理应该严格遵循三者一致的原则,即临床、影像(B超、钼靶或者核磁)和细胞学三者一致。三者同时诊断良性,进行随诊。三者同时诊断恶性,可进行治疗。细胞学诊断与其他任意检查不符时,均应行空芯针活检或手术切除。

细针穿刺的细胞学样本也可进行激素受体和Her2蛋白的免疫细胞化学检测,以及 *Her2* 基因的荧光原位杂交(FISH)检测。由于乳腺原发灶细针穿刺样本无法区分原位癌和浸润癌,此项检查不推荐用于原发灶,但是在转移灶完全可以应用。

2. **空芯针活检** 乳腺空芯针活检(core needle biopsy,CNB)常用14~18G针。对于不可触及肿物,需要在影像设备(X线立体定位装置、MRI和B超)引导下进行。空芯针活检主要用于下列情况。①乳腺可疑病灶的诊断:与FNAB相比,空芯针活检对不可触及肿物诊断的准确性更高。②乳腺癌根治术前的病理诊断。③乳腺癌新辅助化疗前的病理诊断。另外,空芯针活检时可以放置金属定位夹,为日后的乳腺活检和根治手术定位。

并发症在CNB中极少出现,主要有出血和感染,尚无证据表明空芯针活检增加局部复发率。

空芯针活检的敏感性为99%,特异性为97%。由于假阴性的存在,对于空芯针活检诊断阴性的患者,应常规进行随诊。空芯针活检得到的组织仅是乳腺病灶的局部,因此有时活检组织并不能代表肿瘤的全貌。空芯针活检中最常遇到的问题是假阴性:空芯针活检诊断的导管内癌有38%术后证实为浸润癌;导管上皮不典型增生证实为浸润癌的比例为25%。当出现以下情况时,需要考虑进一步的手术活检。①组织学诊断与影像学发现不相符:如影像检查有钙化而病理诊断未发现或影像检查怀疑为恶性而病理诊断是良性时。②当病理结果为下列情况时:不确定性诊断、导管上皮不典型增生、小叶增生性病变(包括不典型增生和原位癌)、纤维上皮性肿瘤、乳头状病变、放射状瘢痕和富于黏液的病变等。

空芯针活检ER、HER2免疫组化结果与组织学的一致性较高,而PR的一致性相对较低。

3. **真空辅助乳腺活检** 真空辅助乳腺活检(vacuum-assisted breast biopsy,VABB)其实是通过真空装置保持负压抽吸乳腺病灶,进行旋转切割。组织切断后,只需拔出切割针便可带出组织条,而针芯仍位于原位。这样全部操作通过单次穿刺就能准确、简便地连续收集多个组织条,而没有真空辅助装置的空芯针活检一次进针仅能获取一条组织。通过真空辅助乳腺活检获取的活检组织的体积可达8cm³,获取的组织量接近手术活检。真空辅助乳腺活检主要用于:①乳腺可疑病灶的诊断;②有手术指征的乳腺良性病灶的切除;③新辅助治疗后的疗效判定。

由于取材量的增加,与CNB相比,VABB出血、感染等并发症发生率轻微增加。其诊断的敏感性和特异性与CNB相当,分别为97%和98%。但病理诊断分级的低诊率较CNB降低,如CNB诊断的导管内癌有38%术后证实为浸润癌,VABB中此比例下降为9%;CNB诊断的导管上皮不典型增生术后证实为浸润癌的比例为25%,VABB中为11%。但是,VABB毕竟不是手术活检,其取出的组织为肿瘤的片段,因此病理学家很难评估病变的大小、切缘情况,并且无法重建病变的三维立体结构,同样会面临 CNB 活检诊断中的鉴别诊断难题:不典型增生、原位癌和浸润癌的鉴别;硬化性腺病、放射状瘢痕和浸润癌的鉴别;纤维腺瘤、良性叶状肿瘤和叶状肉瘤的鉴别。因此,VABB 活检术后有些患者也要随诊,甚至是手术活检,其具体管理措施同 CNB。

**4. 手术切除 / 切取活检**　手术完整或部分切除病灶,以明确病理诊断,主要适用于下列情况:①体格检查或影像学检查发现的异常病灶的病理学诊断:当病灶无法触及时,需要术前在影像学设备(如超声、X 线或 MRI 等)辅助下进行定位。②乳腺穿刺活检术后患者的临床管理:当穿刺活检诊断为某些伴发浸润癌的可能性较高的病变(如不确定性诊断、导管上皮不典型增生、小叶不典型增生、小叶原位癌、纤维上皮性肿瘤、乳头状病变、放射状瘢痕和富于黏液的病变等)或活检病理诊断与影像学检查不相符时,都需要进一步手术活检。

## 二、乳腺疾病常见表现及处理流程

### (一) 肿块

建议进行超声检查,对于年龄 ≥ 40 岁的女性,或临床高度怀疑为恶性者、或有家族史及基因突变等高危因素的患者,建议同时进行乳腺 X 线检查。对于影像学检查考虑 BI-RADS 4~5 类的病灶,需评估临床和影像结果是否位置相符。如果影像结果与临床查体一致,建议进行粗针活检或定位下活检。如果影像学检查考虑为 BI-RADS 3 类,且超声提示为实性病灶时,可考虑随访观察,每 6~12 个月进行体格检查与超声检查,以评估病灶情况。病灶稳定者,可继续随访筛查。但如果随访期内病灶明显增大或有其他可疑改变时,则需要进行活检。此类病灶若临床怀疑时,也可以直接进行活检。如果超声检查提示为复杂性囊肿(BI-RADS 3 类)时,可行穿刺抽吸或短期随诊。对于短期随诊,建议每 6~12 个月进行临床查体,以及超声检查和 / 或乳腺 X 线检查,如果随诊期间复杂性囊肿增大或有其他可疑改变,则需行组织活检。对于复杂性囊肿也可行细针抽吸。如果抽出非血性液体,肿物消退,细胞学结果为阴性,则患者继续常规筛查即可。如果抽吸后囊肿消退,后又复发者,建议复查超声,必要时手术切除。如果抽吸后囊肿持续存在,建议超声引导下穿刺或开放活检。如果超声评估发现病灶为无症状的单纯囊肿(BI-RADS 2 类),则建议常规筛查。但是,在此之前,需要确定临床查体和超声检查的结果相符合,如果症状持续,可对单纯囊肿进行穿刺抽吸治疗。如果超声无异常发现(BI-RADS 1 类),可每 3~6 个月复查,随访时间为 1~2 年,评估病灶的稳定性,如果病灶增大,则需要进行活检,但此类病灶若临床怀疑时,也可直接进行活检(图 6-1)。

### (二) 乳头溢液

对于非自发性、多孔溢液的患者,可以进行随访观察,同时告知患者停止挤压乳头,并随时报告溢液的变化。对于 ≥ 40 岁的女性,可进行乳腺 X 线检查,并根据 BI-RADS 分类进行下一步检查。此外,对于双乳溢液,尤其是双乳多孔乳汁样溢液的患者,也可补充测定血清泌乳素,高于正常值者,可考虑行脑垂体影像学检查。而对于持续的、自发性的、单侧单导管的、量大或血性溢液的患者,需要进行超声、乳腺 X 线检查及溢液涂片细胞学检查,分类为 BI-RADS 1~3 类的病灶,建议行乳管镜检查,或行 MRI 进一步评估。MRI 提示为 BI-

RADS 1~3 类的病灶,可以进行乳管镜定位下的手术活检,或半年后进行随访。而 MRI 提示 BI-RADS 4~5 类时,需要进行手术活检。而对于超声及乳腺 X 线分类为 BI-RADS 4~5 类的病灶,建议在影像学检查与乳管镜定位下进行组织活检(图 6-2)。

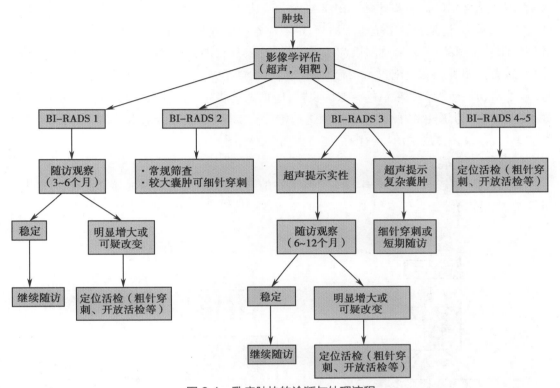

图 6-1 乳房肿块的诊断与处理流程

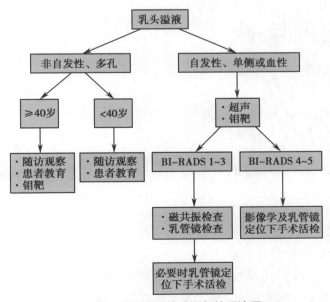

图 6-2 乳头溢液的诊断与处理流程

### （三）皮肤改变

乳腺皮肤的任何异常改变都有可能提示恶性风险,可以进行乳腺 X 线检查与超声检查进行评估。如果影像有异常发现,根据 BI-RADS 分类进行下一步评估。如果影像无异常发现,也需要结合临床进一步评估。BI-RADS 分类为 1~3 类,由临床医生评估,必要时行皮肤或乳头活检。无论是否给予抗生素治疗,都不应延误检查和评估。如果活检结果为良性,应评估临床和病理的相关性。此外,应考虑进行乳腺 MRI、再次活检或转诊。如果皮肤活检为恶性,患者按照乳腺癌指南进行治疗。BI-RADS 分类为 4~5 类,需行组织活检,首选粗针活检,或手术切除活检。如果活检结果为良性,应加做皮肤穿刺活检或乳头活检,并重新评估。如果活检结果为恶性,按照乳腺癌指南进行治疗。皮肤广泛的红斑、水肿,乳房内无异常病灶的患者,建议多点皮肤活检,有助于全面评估疾病(图 6-3)。

### （四）乳房疼痛

可通过体格检查以及影像学检查排除潜在的异常病变,如果影像无异常发现,可以考虑进行常规的随访筛查。仅有很少一部分的患者需要针对乳房疼痛进行治疗(图 6-4)。

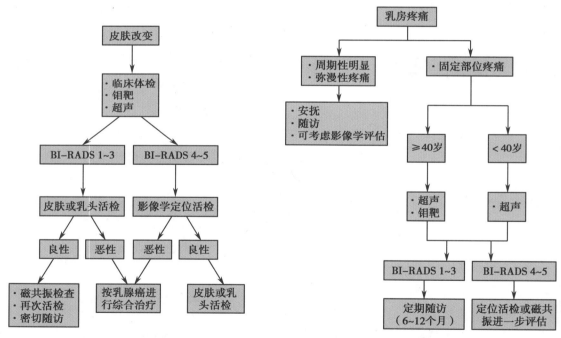

图 6-3  皮肤改变的诊断与处理流程　　　　图 6-4  乳房疼痛的诊断与处理流程

### （五）仅影像学检查异常的病变

随着乳腺筛查,尤其是乳腺 X 线检查的广泛开展,发现了越来越多的不可触及的病灶。当影像学检查评估这些不可触及病灶有恶性可能时,需要进行影像学定位下的穿刺或者开放活检。例如,仅在乳腺 X 线检查下发现的可疑微小钙化灶,可以在乳腺 X 线定位下进行手术活检;或者是仅在超声下发现但又无法在体表触及的肿块或结节,可以在超声定位下进行穿刺活检或手术活检。利用真空辅助装置进行相关病灶的活检时,应该遵循无瘤原则,不同的病灶避免使用同一穿刺针具。完成穿刺取材后,应在病灶部位放置金属标记夹(图 6-5)。

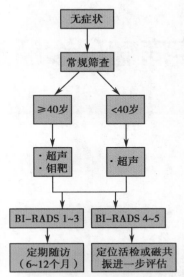

图 6-5　仅影像学检查异常的病变的诊断与处理流程

# 第七章

# 乳腺疾病病理诊断及治疗

## 一、病理诊断流程

本章所述乳腺疾病包括纤维腺瘤（腺纤维瘤）、不典型增生、原位癌、原位癌早期浸润及微浸润性癌,不涉及浸润性乳腺癌。

### （一）纤维腺瘤

纤维腺瘤是一种常见的良性双向性肿瘤,表现为起源于终末导管小叶单位的界限清楚的乳腺肿块,以兼有上皮和间质成分的增生为特点。

纤维腺瘤内的上皮成分可有不同程度的普通型导管增生（在青春期患者尤其明显）和化生性改变,如大汗腺化生或鳞状上皮化生。灶状纤维囊性变、硬化性腺病甚至广泛肌纤维上皮样增生也可发生。复杂性（囊性增生型）纤维腺瘤包括如下特点:瘤内见导管乳头状瘤、囊肿、腺病、大汗腺化生、平坦型上皮不典型性等改变。对瘤内伴有的导管乳头状瘤的上皮细胞不典型增生、平坦型上皮不典型性病变,要注意与低级别导管内癌鉴别。对瘤内的导管内癌和/或小叶内癌,要进行分子分型诊断。纤维腺瘤的间质成分增生要注意与叶状肿瘤鉴别。

### （二）小叶病变

小叶病变包括小叶不典型增生及小叶内癌。

**1. 小叶不典型增生**　小叶不典型增生是指当病变的质（细胞改变的程度）和/或量（病变不超过两个小叶单位）不足以诊断小叶内癌时,病理诊断为不典型小叶增生。不典型小叶增生和经典型小叶内癌大多都是激素受体阳性型。

**2. 小叶内癌（小叶原位癌）**　小叶内癌（小叶原位癌）的变型包括坏死型、大腺泡型、多形细胞型等。变形的小叶内癌的细胞增殖（Ki67）指数高于经典型、激素受体阴性比例高。

### （三）导管病变

导管病变包括普通型导管上皮增生、平坦型上皮不典型性、导管上皮不典型增生、导管内癌、导管内癌早期浸润。

**1. 普通型导管上皮增生**　普通型导管上皮增生是以裂隙形成和中心区增殖细胞如流水状排列为特征的良性导管内增生性病变。

**2. 平坦型上皮不典型性**　平坦型上皮不典型性是2003年新版世界卫生组织乳腺肿瘤组织学分类首次提出的病变,是一种可能的导管内肿瘤性病变,以单层或3~5层轻微不典型细胞取代原来的上皮细胞为特征。

**3. 导管上皮不典型增生**　导管上皮不典型增生是一种肿瘤性的导管内病变,是指病变的导管上皮细胞在质和量(病变不超过两个导管或病变最大径小于2mm)的改变还不足以诊断为导管内癌时,病理诊断为非典型导管增生。

**4. 导管内癌(导管原位癌)**　导管内癌(导管原位癌)是指癌细胞仅限于导管内,没有侵袭到间质的导管上皮发生的癌,也称非浸润性导管癌。当导管扩张形成囊时,也称囊内癌。导管内癌多发生于末梢小导管或中、小导管的分支处,癌细胞仅限于导管内,基底膜完整。癌细胞累及导管的范围较广,镜下呈多中心、散在分布。导管内癌的组织像多样,其形成过程是先由管壁异型的上皮细胞呈乳头状生长,继而乳头相互融合,形成拱桥或筛孔状,再发展成无极性排列的实性细胞巢,细胞的异型程度也随之加剧,核分裂象可见。由于癌细胞增生过度,致使导管中间的癌细胞营养供应不足而出现缺血、坏死,形成粉刺癌的改变。依其组织像,将导管内癌分为匍匐型、低乳头状型、乳头状型、乳头管状型、筛状型、实性型、粉刺型、黏液型、大汗腺型、神经内分泌型等。

目前对导管内癌的分级主要依据核异性程度、管腔内坏死等特征,通常将导管内癌分成3级。低级别(Ⅰ级)导管内癌由小的单形性细胞组成,呈拱桥状、低乳头状、筛状或实性型等结构。细胞核大小一致,染色质均匀,核仁不明显,核分裂象罕见。中间级别(Ⅱ级)导管内癌通常由类似低级别导管内癌的细胞构成,排列呈实性、筛状或低乳头状等,但有些导管腔内有坏死;有些则显示有中间级核,偶见核仁,染色质粗,可见钙化。高级别(Ⅲ级)导管内癌癌巢的最大径大于5mm(也有小于1mm),由高度异型细胞排列呈匍匐状、低乳头状、筛状、实体状、粉刺状。细胞明显多形性、分化差、外形及分布不规则、染色质粗凝块状、核仁明显、核分裂象多见。大多管腔内有特征性的伴有大量坏死碎屑的粉刺样坏死和/或钙化,其周围绕以大而多形性的肿瘤细胞。

**5. 导管内癌早期浸润**　导管内癌早期浸润是指部分导管内癌成分伸入到导管外非特异的间质内,其先端部分肌上皮消失,仅肌上皮细胞消失部分的癌细胞与间质直接接触,但整个癌巢还没有与导管脱离(属pTis)。

**6. 微浸润性癌**　2012年WHO分类将微浸润性癌定义为以乳腺间质中出现单个或多个独立的显微镜下浸润灶为特征,每个病灶大小均不超过1mm,最常见于高级别导管内癌。对于范围广泛的导管内癌要广泛取材,避免漏诊浸润成分。

## 二、空芯针活检术后处理

(一) 通过空芯针活检诊断为不同病理类型的后续处理

**1. 良性病变的处理**

(1)密切随访:每6~12个月随访乳腺X线或超声(根据病灶可疑程度,随访频率会存在差异),持续 1~2 年,后续随访观察详见前述"一般风险人群筛查策略"和"高危风险人群筛查策略"。

(2)手术活检:后续详见"通过手术活检诊断为不同病理类型的后续处理"。

**2. 不典型增生或其他组织学类型(如乳头状病变、放射状瘢痕等)的处理**　手术活检,后续详见"通过手术活检诊断为不同病理类型的后续处理"。

**3. 小叶内癌的处理**

(1)与影像学表现不一致:手术活检,后续详见"通过手术活检诊断为不同病理类型的后续处理"。

(2)与影像学表现一致:对于经典型小叶内癌,推荐①随访观察,详见前述"一般风险人群筛查策略";或②手术活检,详见后续"通过手术活检诊断为不同病理类型的后续处理"。

(3)多形型小叶内癌:手术活检,后续详见"通过手术活检诊断为不同病理类型的后续处理"。

**4. 导管内癌的处理**　有统计数据显示,空芯针穿刺病理中显示为单纯 DCIS 的患者在手术活检后有 25% 合并浸润性癌。如果患者病灶局限,术前评估无保乳绝对禁忌证且能实现切缘阴性,可根据患者意愿进行保乳手术或全乳切除术。如果患者病灶范围较广(如位于两个或三个象限),则推荐全乳切除术。

有许多因素可影响复发风险,包括年龄、肿瘤大小、组织学分级和切缘距离。阴性切缘的定义目前尚未达成共识。目前 NCCN 专家共识认为,切缘小于 1mm 是不够的,切缘大于 10mm 为切缘阴性(但可能因要求过高,从而影响保乳效果),但 1mm 和 10mm 之间的切缘距离目前尚未统一定论。回顾性研究表明,扩大切缘(大于 10mm)不能进一步降低保乳手术联合术后放疗的局部复发率。对于 1~10mm 的切缘距离,通常认为切缘距离越大,复发风险越低。然而,如果肿瘤组织距离皮肤或胸肌(即表面或基底切缘)较近(<1mm),则并不要求再次手术切除来确保切缘阴性,但可能意味着累及区域需要更高剂量的瘤床加量。

2016 年,肿瘤外科学会(SSO)/美国放射肿瘤学会(ASTRO)/美国临床肿瘤学(ASCO)联合定义了 DCIS 患者保乳手术的阴性切缘距离为肿瘤细胞距墨汁染色处至少 2mm,NCCN 专家委员也对该定义表示接受。一项荟萃分析结果显示,对于接受保乳手术联合术后全乳放疗的单纯 DCIS 患者而言,>2mm 切缘与更小切缘距离相比,可显著降低同侧乳腺复发(Ipsilateral breast tumor recurrence,IBTR)风险,而扩大切缘(>2mm)并不能进一步降低 IBTR 风险。根据国内实际情况,未采用"墨汁染色"评估切缘的单位,推荐首先保证 10mm 阴性切缘,有条件者进一步做到 2mm 阴性切缘。

对于明显为单纯导管内癌的患者,在明确诊断没有浸润性癌以及不存在腋窝淋巴结转移时,不应当直接进行全腋窝淋巴结清扫。然而,仍有一小部分明显为单纯导管内癌的患者在进行手术时被发现合并浸润性癌,从而有必要进行腋窝处理。因此,如果明显为单纯导管内癌的患者准备接受全乳切除术或进行特定部位(如肿瘤位于乳腺腋尾部)的保乳手术时,为避免手术部位对将来前哨淋巴结活检可能带来的影响,可考虑在手术当时进行前哨淋巴结活检。

（二）通过手术活检诊断为不同病理类型的后续处理

**1. 良性病变的处理**　随访观察,详见前述"一般风险人群筛查策略"和"高危风险人群筛查策略"。

**2. 不典型增生的处理**　随访观察,详见前述"高危风险人群筛查策略"。

**3. 小叶内癌的处理**

（1）经典性小叶内癌:随访观察,详见前述"高危风险人群筛查策略"。

（2）多形性小叶内癌:与经典小叶内癌相比,多形性小叶内癌的侵袭性更高,更易发展为浸润性小叶癌。临床医生可以考虑病灶完整切除及切缘阴性,但由于该组织学类型较少,目前尚缺乏多形性小叶内癌治疗效果的相关证据。因此,国际上尚无针对多形性小叶内癌的治疗指南推荐。

**4. 导管内癌的处理**　详见"通过空芯针活检诊断为不同病理类型的后续处理"中的相应内容。

## 三、乳腺原位癌的内科治疗

（一）乳腺导管原位癌的内分泌治疗

乳腺导管原位癌（DCIS）具有良好的预后,远处转移风险极低。接受手术治疗后主要事件风险在于同侧及对侧乳腺癌的复发及新发。DCIS 复发后可为浸润性癌,增加了远处转移的风险。对于接受保乳手术的 DCIS 患者,全乳放疗大大降低了局部复发的风险。此外,辅助内分泌治疗药物包括雌激素受体调节剂他莫昔芬和芳香化酶抑制剂（aromatase inhibitor,AI）。药物治疗可使同侧及对侧乳腺癌复发及新发风险进一步降低。

**1. 他莫昔芬**　NSABP B-24 研究证实了他莫昔芬在降低接受保乳手术和放疗的 DCIS 患者复发和再发风险中的作用。在这项研究中,1 804 名患有 DCIS 的女性患者在接受保乳手术和放疗后随机接受他莫昔芬或安慰剂治疗。在中位随访 13.6 年时,他莫昔芬治疗组同侧乳腺绝对复发风险降低 3.4%（HR=0.30；95%CI 0.21~0.42；$P<0.001$）,对侧乳腺绝对复发风险降低 3.2%（HR=0.68；95%CI 0.48~0.95；$P=0.023$）。10 年累积同侧乳腺浸润性和非浸润性癌发生风险在他莫昔芬组分别为 4.6% 和 5.6%,在安慰剂组分别为 7.3% 和 7.2%。10 年累积对侧乳腺癌发生风险在他莫昔芬组为 4.7%,在安慰剂组为 6.9%。

另一项Ⅲ期研究采用 2×2 设计,将 DCIS 患者保乳术后随机分配至接受或不接受他莫昔芬以及接受或不接受全乳放疗。该研究共入组 1 701 例患者,中位随访 12.7 年时,他莫昔芬显著降低了所有新发乳腺事件风险（HR=0.71；95%CI 0.58~0.88；$P=0.002$）。在未接受全乳放疗的患者中,他莫昔芬降低同侧及对侧乳腺事件（同侧 HR=0.77；95%CI 0.59~0.98；对侧 HR=0.27；95%CI 0.12~0.59）,但在接受全乳放疗的患者中,未显著降低事件风险（同侧 HR=0.93；95%CI 0.50~1.75；$P=0.80$；对侧 HR=0.99；95%CI 0.39~2.49；$P=1.0$）。

**2. 芳香化酶抑制剂**　在绝经后浸润性乳腺癌的辅助内分泌治疗中,已证实 AI 疗效优于他莫昔芬。在不良反应方面,AI 虽然与骨折事件发生率增多相关,但子宫内膜癌、血栓等事件发生率则低于他莫昔芬。

两项研究探索了对于绝经后 DCIS 患者的辅助内分泌治疗，AI 是否优于他莫昔芬。NSABP B-35 是一项随机、双盲、多中心临床试验。在经过保乳手术联合放疗治疗后的绝经后 DCIS 患者中，比较阿那曲唑和他莫昔芬预防乳腺癌事件［包括 DCIS 复发、同侧和 / 或对侧新发 DCIS 或浸润性乳腺癌］的作用。2003 年 1 月—2006 年 6 月，共入组 3 104 例绝经后雌激素受体（ER）或孕激素受体（PR）阳性、淋巴结阴性的 DCIS 患者。所有患者均接受了保乳术（切缘阴性）以及全乳放疗，按照年龄 <60 岁和 ≥ 60 岁预先分层，随机分为他莫昔芬（20mg/d）治疗 5 年组和阿那曲唑（1mg/d）治疗 5 年组，每组各 1 552 例患者，中位随访时间为 9 年。结果显示，共发生 212 例乳腺癌事件，其中他莫昔芬组 122 例，阿那曲唑组 90 例（HR=0.73，$P$=0.023 4）。

亚组分析中，阿那曲唑组对侧所有乳腺癌和浸润性乳腺癌发生率（分别为 2.5%、1.4%）显著低于他莫昔芬组（3.9%、2.6%），$P$ 值分别为 0.032 2 和 0.014 8，但在降低同侧乳腺癌发生率阿那曲唑组并未显示优势。在 <60 岁亚组中，阿那曲唑组乳腺癌事件发生率更低（HR=0.53，$P$=0.002 6），而在 ≥ 60 岁亚组中则未观察到阿那曲唑的优势。两组的 5 年、10 年估计 OS 率相似，约为 98% 和 92%。

另一项研究 IBIS-Ⅱ DCIS 也是双盲、随机、安慰剂对照临床试验，采用非劣效设计。2003 年 8 月—2012 年 2 月，共入组 2 980 例 40~70 岁 ER 或 PR 阳性的 DCIS 患者，所有患者均接受保乳手术，其中 71% 术后接受全乳放疗。入组患者被随机分配至阿那曲唑 1mg/d 组和他莫昔芬 20mg/d 组，治疗持续 5 年，中位随访时间为 7.2 年。主要终点为乳腺癌事件发生率（包括同侧或对侧的浸润性乳腺癌或 DCIS），次要终点包括乳腺癌相关死亡率、心血管事件、骨折事件等药物相关副作用。

结果显示，共发生 144 例乳腺癌，两组的发生率均为 5%（HR=0.89，$P$=0.49）。在同侧或对侧的浸润性癌或 DCIS，两组均未显示出统计学差异。

亚组分析显示，阿那曲唑组患者人表皮生长因子受体 2（HER2）阴性浸润性乳腺癌复发风险较低［HR=0.48，95%CI 0.26~0.84］，但 HER2 阳性浸润性乳腺癌复发风险较高（HR=1.62，95%CI 0.53~4.96）。两组死亡事件上无统计学显著性差异（HR=0.93，$P$=0.78）。

在不良反应方面，两组患者的不良反应发生率相似，阿那曲唑组为 91%，他莫昔芬组 93%。阿那曲唑组骨折和肌肉关节症状发生率显著高于他莫昔芬组，而他莫昔芬组的血管舒缩症状和深静脉血栓的发生率较高。他莫昔芬组发生 17 例妇科恶性肿瘤，包括 11 例子宫内膜癌，而阿那曲唑组仅有 1 例。

IBIS-Ⅱ 和 NSAP-B-35 研究结果提示阿那曲唑可作为绝经后激素受体阳性 DCIS 患者保乳术后辅助内分泌治疗的选择。对于 <60 岁的绝经后 DCIS 患者，尤其是他莫昔芬不耐受或存在禁忌的患者，AI 类药物阿那曲唑优于他莫昔芬。

（二）乳腺小叶原位癌的内科处理

乳腺小叶原位癌（lobular carcinoma in situ of breast，LCIS）目前被认为是一种癌前病变。患有 LCIS 的女性患乳腺癌的风险大大增加。在一项基于人群的研究中，在 1983—2014 年间 SEER 数据库中诊断出 LCIS 的 19 462 名女性中，随后的 10 年和 20 年内乳腺恶性肿瘤的累积发病率分别为 11.3%（95%CI 10.7%~11.9%）和 19.8%（95%CI 18.8%~20.9%）。在中位随访 8.1 年时，队列中 9.4% 的患者被诊断原发性乳腺癌。美国 NCCN 指南推荐对于预期寿命 10 年以上 LCIS 患者，可采取药物预防，以减低发生乳腺癌的风险。对于绝经前及绝经后女性，口服他莫昔芬 20mg/d，连续 5 年，可降低 49% 的乳腺癌风险。对于绝经后女性，还可选择芳香化酶抑制剂类药物，如依西美坦 25mg/d 或阿那曲唑 1mg/d。治疗过程应当监测药物相关不良反应，如子宫内膜癌、骨质疏松与血脂代谢异常等。需充分权衡治疗不良反应与降低乳腺癌风险的获益。

### 四、乳腺癌疾病放疗流程

1. 导管原位癌保乳术后推荐行全乳放疗。

2. 小叶原位癌术后不需行放射治疗。

3. 导管原位癌乳腺全切术后不需行放射治疗。

4. 推荐的全乳照射剂量为 46~50Gy/23~25f，也可考虑采用 40~43.5Gy/15f 大分割照射。

5. 导管原位癌术后放疗不常规推荐行瘤床加量。

对于筛查发现的乳腺病变，如经空芯针穿刺或手术活检病理证实为导管原位癌，且接受保乳手术，术后通常应接受全乳放疗。4 项随机研究证实，导管原位癌保乳术后放疗可使乳腺内相对复发风险下降 50%~60%，但未发现存在生存获益。

早期乳腺癌协作组（Early Breast Cancer Trialists'Collaborative Group，EBCTCG）纳入 4 项随机研究中 3 729 名导管原位癌患者的荟萃分析显示，保乳术后全乳放疗可以使 10 年乳腺内复发风险下降 15.2%（12.9% vs 28.1%，$P<0.000\ 01$），这一获益不受年龄、保乳手术范围、内分泌治疗、切缘状态、多灶性、肿瘤分级及肿瘤大小等因素的影响。但乳腺癌专项生存及总生存在放疗组中并无进一步提高。

一项基于 SEER 数据库的分析结果与前述研究类似，在 60 000 名导管原位癌保乳术后患者中，全乳放疗可以将 10 年乳腺内复发风险下降 50%（HR=0.47，95%CI 0.42~0.53，$P<0.001$），而乳腺癌专项生存在放疗与无放疗组中无差异（HR=0.86，95%CI 0.67~1.10，$P=0.22$）。而同样基于 SEER 数据库的另一项分析根据患者年龄、肿瘤大小及组织学分级对导管原位癌进行了预后评分。发现在高风险的导管原位癌中，放疗小幅提高了患者的乳腺癌相关生存及总生存，具有统计学显著性，且放疗带来的生存获益与预后评分呈正向相关（$P<0.001$），但低风险患者中则未发现这一现象。

一些回顾性研究提示，在高选的低危导管原位癌患者中，保乳术后省略放疗，乳腺内复发风险也很低。然而，目前并无统一的低危界定标准，且前瞻研究显示，即使在低危患者中，术后放疗仍可降低乳腺内复发风险。

ECOG 5194 是一项探索在低危导管原位癌患者中省略放疗的多中心前瞻性非随机单臂研究。研究的入组条件包括：导管原位癌 Ⅰ/Ⅱ 级，肿瘤直径 ≤ 2.5cm，或导管原位癌 Ⅲ 级且肿瘤直径 ≤ 1cm。入组患者需接受保乳手术，且切缘距肿瘤至少为 3mm，所有患者均未接受术后全乳放疗。中位随访至 6.2 年时，5 年乳腺内复发风险在 Ⅰ/Ⅱ 级患者中为 6.1%，在

Ⅲ级患者中为 15.3%。而两组的 7 年乳腺内复发风险分别升高至 10.5% 和 18%。因此，应在较长的时间尺度上分析放疗对乳腺内局部控制的作用。

　　另一项前瞻性随机研究 RTOG 98-04 对比了低危导管原位癌患者保乳术后放疗或省略放疗的疗效差别。所有入组患者均为经钼靶筛查发现的低、中级别导管内原位癌，肿瘤直径 ≤ 2.5cm，且保乳术后切缘距肿瘤 ≥ 3mm。由于入组缓慢，研究在入组 636 名患者后提前中止。发表的初步结果显示，随访至 7 年时，放疗组的乳腺内复发风险为 0.9%（95%CI 0.0%~2.2%），而省略放疗组为 6.7%（95%CI 3.2%~9.6%），显著高于前者（HR=0.11，95%CI 0.03~0.47，$P<0.001$）。提示尽管低危患者总体局部复发风险很低，放疗在该组人群中仍然可以提高局部控制率。

　　总之，全乳放疗仍是导管原位癌保乳术后首先推荐的治疗手段，它有助于降低保乳术后的乳腺内复发风险。在部分低危患者中，保乳术后的绝对局部复发风险很低，放疗带来的绝对获益相对有限。在此类情况下，医生与患者基于具体病情对治疗利弊进行充分沟通后，可考虑省略术后放疗。

　　对导管原位癌患者，目前标准的全乳放疗剂量为 46~50Gy/23~25f，每周 5 次。现有的大分割照射随机研究均未纳入单纯的导管原位癌，因此，大分割放疗在导管原位癌中是否适用尚缺乏 Ⅰ 类证据。然而，来自加拿大的回顾性研究显示，对导管原位癌患者，保乳术后常规分割放疗（50Gy/25f）与大分割放疗（42.4Gy/16f），在 10 年局部复发率上不存在差别（HR=0.8，95%CI 0.5~1.2，$P=0.34$）。因此，有经验的单位可考虑采用 40~43.5G/15~16f，每周 5 次的全乳照射分割模式。

　　迄今为止，还没有在导管原位癌中评估全乳放疗后瘤床加量价值的随机研究。一项包括了 373 例年龄 ≤ 45 岁的保乳术后导管原位癌患者的多中心回顾研究显示，全乳放疗后的瘤床补量在该组人群中显著降低了乳腺内复发率（6 年局部控制率 72% vs 86%，$P<0.000\,1$）。但来自 NSABP B-24 的回顾性分析提示，在调整了其他已知预后因素后，导管原位癌全乳放疗后瘤床补量并未降低乳腺内复发风险。因此，不推荐导管原位癌患者在全乳放疗后常规序贯瘤床补量。

# 第八章

# 乳腺自我关护

## 一、乳腺自我关护的含义

乳腺自我关护是指女性通过咨询医生和自主学习，了解增加和降低乳腺癌发病的因素，学会乳腺自我检查，提高乳房健康意识。

## 二、乳腺自我检查

### (一) 乳腺自我检查的定义和意义

乳腺自我检查是由女性自己操作的乳腺检查方法，其意义是提高广大女性的防癌意识和乳腺健康意识，而不能作为乳腺影像学检查的替代方法。多数研究认为乳腺自我检查不能提高乳腺癌检出率、早期乳腺癌比例和降低乳腺癌死亡率，相反却提高了乳腺良性疾病活检的比例。但也有些小规模研究认为，使用正确的自我检查手法进行自我检查可以降低晚期乳腺癌和转移性乳腺癌的发病概率。在我国，乳腺癌筛查尚未普及，乳腺自我检查仍需作为筛查的重要组成部分。

### (二) 乳腺自我检查时机

绝经前女性应选择月经来潮后 7~14d 进行。绝经后女性可选择固定日期每个月自我检查。

### (三) 乳腺自我检查的方法

鼓励广大医生(尤其是基层医务工作者)向妇女传授乳腺自我检查的方法。

1. **看** 女性面对镜子站立，挺直上身，双手放在腰间，观察双侧乳房的大小、外形有无变化，表面皮肤有无红肿、皮疹、皮肤褶皱、凹陷或"橘皮样"等改变，乳头是否有抬高、回缩和溢液等，双侧腋窝是否有隆起。双手举高，再次观察有无以上变化。

2. **触** 女性仰卧，四指并拢平放在乳房上，用指端掌面上下往复检查，直至检查完整个乳腺。检查过程中，手指在每一个部位做圆周运动，每个位置检查时的力量分为 3 类，轻柔的力量检查皮肤和皮下组织,中等的力量检查中间的腺体,最后将乳腺压到胸壁上检查深部组织,此时可触及胸廓。双手交替检查对侧乳房。站立,用同样的方法检查一遍。

　　检查各部位是否有肿块或者其他改变,一并检查腋下淋巴结。拇指和示指轻轻挤压乳头,观察有无乳头溢液。

# 第九章

# 病史及体格检查规范

## 一、规范

临床乳腺查体包含乳腺癌风险评估,需规范采集病史、家族史及完成临床查体。家族史要求包含乳腺癌风险评估、降低乳腺癌风险遗传咨询。一级亲属患乳腺癌的例数应作为风险因素进行评估。乳腺临床体检单独作为乳腺癌筛查的方法不能提高乳腺癌早期诊断率和降低死亡率。规范乳腺查体有助于发现乳腺良性病灶。在经济欠发达、设备条件有限及妇女对疾病认知度较不充分的地区仍可以作为一种选择。由于乳腺自我检查可以提高妇女的防癌意识,故仍鼓励进行。

## 二、方法

临床乳腺查体应分别进行立位和仰卧位的视诊与触诊,以发现乳房细微的形状或轮廓改变,触诊应包括整个乳房、腋窝及锁骨区域淋巴结。根据查体、病史及家族史,特别是乳腺癌风险评估、降低乳腺癌风险遗传咨询等综合评估选择辅助检查的方法。重视乳房及淋巴结查体可协助影像学医生确认病灶位置并快速做出判断。

(一)视诊

**1. 乳房形态** 需检查乳房外观,大小及位置是否对称;

**2. 乳房皮肤表面的情况** 需检查乳房皮肤的色泽及有无水肿、皮疹、溃破、浅静脉怒张、皮肤皱褶及橘皮样改变;

**3. 乳头乳晕情况** 检查乳晕乳头有无局部红肿及其他改变,乳头有无凹陷。

(二)触诊

1. 立位或坐位,先两臂下垂,后双臂高举超过头部或叉腰再查;仰卧时,小枕头抬高肩部。触诊先由健侧乳房开始,后检查患侧。手指和手掌平置于乳房,用指腹轻压。旋转或来回滑动触诊四象限,最后乳头乳晕。触诊时需注意有无皮肤红肿、热痛和肿块。对乳房肿块需检查乳房肿块的位置、形态、大小、数目、质地、表面光滑度,活动度及有无触痛等。检查乳头有无硬结、有无溢液,并详查其是自行溢出还是挤压后溢出,单侧还是双侧,溢液的性状如何等。

2. 腋窝淋巴结检查,检查右侧时,检查者右手握被检查者右手,使其前臂稍外展,左手四指并拢稍弯曲,自被检查者右上臂后方插入右侧腋窝,直达腋窝顶部,自腋窝顶部沿胸壁自上而下进行触摸,依次检查右侧腋窝的内壁、外壁、前壁和后壁。检查左侧时用左手进行。

3. 检查锁骨上淋巴结时,让被检者取坐位或卧位,头部稍向前屈,用双手进行触诊,左手触诊右侧,右手触诊左侧,由浅部逐渐触摸至锁骨后深部。

# 第十章

# 常规乳腺 X 线检查及报告规范

## 一、常规乳腺 X 线检查

**（一）投照前准备工作**

医技人员耐心向被检查者解释拍片过程以及拍片时夹板压迫乳房将给被检查者带来的不适，从而使受检者理解并予以配合。

**（二）常规投照体位及补充投照体位**

乳腺 X 线检查的常规投照体位为双侧内外侧斜（MLO）位及轴（CC）位。对于 MLO 位及 CC 位显示不良或未包全的乳腺实质，可以根据病灶位置的不同选择以下体位予以补充：外内侧（LM）位、内外侧（ML）位、内侧头足轴（MCC）位、外侧头足轴（LCC）位、尾叶（CLEO）位及乳沟位。为了进一步评价在以上常规摄影中显示出的异常改变，可采用一些特殊摄影技术。其可在任何投照位上进行，包括局部加压摄影、放大摄影或局部加压放大摄影。

## 二、诊断报告规范

**（一）征象描述**

**1. 肿块**　在两个相互垂直（或近似垂直）的投照位置上均能见到有一定轮廓的占位性病变，仅在 1 个投照位置上见到，在其被确定具有三维占位特征之前，应称为"不对称"。

肿块的描述包括边缘、形态和密度 3 个方面，其中肿块的边缘征象对判断肿块的性质最为重要。

（1）边缘：清楚、遮蔽、小分叶、模糊和星芒状。

（2）形态：圆形、卵圆形和不规则形。

（3）密度：与周围相同体积的乳腺组织相比，分为高、等、低（不含脂肪）和含脂肪密度 4 种。

**2. 钙化**　对钙化的描述，从类型和分布两个方面进行。

(1)钙化类型

1)典型的良性钙化:①皮肤钙化;②血管钙化;③粗糙或爆米花样钙化;④粗棒状钙化;⑤圆形(直径 ≥ 0.5mm)和点状钙化(直径 <0.5mm);⑥环形钙化;⑦钙乳样钙化;⑧缝线钙化;⑨营养不良性钙化。

2)可疑钙化:①不定形钙化;②粗糙不均质钙化;③细小多形性钙化;④细线样或细线样分支状钙化。

(2)钙化分布:①散在分布;②区域状分布;③集群分布;④线样分布;⑤段样分布。

**3. 结构扭曲**　结构扭曲包括从一点发出的放射状影和局灶性收缩,或实质边缘的扭曲。结构扭曲也可以是一种伴随征象,可为肿块、不对称致密或钙化的伴随征象。如果没有局部的手术和外伤史,结构扭曲可能是恶性或放射状瘢痕的征象,应提请临床考虑活检。

**4. 不对称征象**

(1)不对称:仅在一个投照位置上可见的纤维腺体组织。

(2)大团状不对称:较大范围腺体量的不对称,至少达 1 个象限,不伴有其他征象。

(3)局灶性不对称:2 个投照位置均显示且表现相仿,但缺少真性肿块特有的外凸边缘改变,常为内凹。

(4)进展性不对称:新发、增大的或比以前更明显的局灶性不对称,进展性不对称,除非有特征性的良性改变,都需要进一步的影像评估和活检。

**5. 乳腺内淋巴结**

**6. 皮肤病变**

**7. 单侧导管扩张**　管状或分支样结构可能代表扩张或增粗的导管。

**8. 合并征象**　包括皮肤凹陷、乳头内陷与回缩、皮肤增厚、小梁结构增粗、腋窝淋巴结肿大、结构扭曲和钙化等。

(二)乳腺 X 线报告

**1. 报告组成**　包括病史、检查目的、投照体位、乳腺分型、任何重要的影像发现及与既往检查片对比,最后是评估类别和建议。

**2. 检查目的**　对本次检查做一个简单的说明,如对无症状妇女的筛查、筛查后的回召检查、评估临床发现或随访等。

**3. 乳腺分型**　分为 4 型。①a 型:脂肪型。②b 型:乳腺组织内有散在的纤维腺体。③c型:乳腺组织呈密度不均匀增高,很有可能遮蔽小肿块。④d 型:致密型,乳腺组织非常致密,会降低乳腺 X 线检查的敏感性。

**4. 病灶的定位**　明确 4 点。①哪一侧乳腺:左侧、右侧或双侧。②部位:根据钟面和象限两者结合定位。象限定位包括外上、外下、内上和内下象限,钟面定位包括 12 点钟、6 点钟、3 点钟和 9 点钟(注意左、右侧乳腺的不同)。乳晕下区、中央区和尾叶区不要求钟面定位。③深度:根据与胸壁的平行,分成前 1/3、中 1/3、后 1/3。乳晕下区、中央区和尾叶区不要求深度定位。④距离乳头的距离。

**5. 清晰描述任何重要的发现**　肿块、钙化、结构扭曲、不对称征象、乳内淋巴结、皮肤病变及单个扩张的导管。

**6. 本次检查结果需与前片比较**

**7. 评估分类**　应给每一个病变做完整的评估和分类,常用 BI-RADS 分类法。

(1)不完全评估:

BI-RADS 0:需要召回(recall)补充其他影像检查,如行乳腺超声、乳腺 MRI 进一步评估或与前片比较,常在普查情况下应用,作为最终诊断仅用于需要对比前片的情况。

(2)完全评估:

BI-RADS 1:阴性,无异常发现,恶性的可能性为 0%,常规随访。40 岁以上女性,建议结合各地区筛查年限行常规随访,一般间隔 1~2 年。

BI-RADS 2:也是"正常"的评价结果,但有良性发现,恶性的可能性为 0%,常规随访,同 BI-RADS 1。

BI-RADS 3:只用于几乎可能确定的良性病变,这一类的恶性可能性为 0~2%。对 3 类的常规处理为首先 X 线摄片短期随访(一般为 6 个月),6 个月后再常规随访 12 个月至 2 年以上,经连续 2~3 年的稳定,可将原先的 3 类判读(可能良性)定为 2 类判读(良性)。如果短期随访后病灶缩小或消失,可以直接改判为 2 类或 1 类,随后常规随访。

BI-RADS 4:绝大部分需要介入性诊断的影像发现,其恶性的可能性为 2%~95%。

1)4A:其恶性的可能性为 2%~10%,包括一组介入手段干预但恶性可能性较低的病变。对活检或细胞学检查为良性的结果,可以常规随访或 6 个月后随访。

2)4B:其恶性的可能性为 10%~50%,需要对病理结果和影像表现严格对照,良性病理结果的决策取决于影像和病理对照的一致性,如果病理结果和影像学表现符合,且病理结果为具有排他性的典型良性病变,如纤维腺瘤、脂肪坏死及肉芽肿性病变等,则可进行观察。如穿刺病理诊断结果为乳头状瘤、不典型增生等,进一步的切除活检是必须的。

3)4C:更进一步怀疑为恶性,但还未达到 5 类的一组病变,其恶性的可能性为 50%~95%,此类中包括边界不清、形态不规则的实性肿块或新出现的微细线样钙化,此类病理结果往往是恶性的,对于病理结果为良性的病例,需要与病理科协商,做进一步的分析。

BI-RADS 5:高度怀疑恶性(几乎肯定的恶性),临床应采取适当措施。这一类病变的恶性可能性≥95%。常为形态不规则星芒状边缘的高密度肿块、段样和线样分布的细小线样和分支状钙化、不规则星芒状肿块伴多形性钙化。

BI-RADS 6:已活检证实为恶性,应采取积极的治疗措施。用来描述活检已证实为恶性的影像评估。主要是评价先前活检后的影像改变或监测术前治疗的影像改变。根据 BI-RADS 的描述,BI-RADS 6 不适合用来对恶性病灶完全切除(肿块切除术)后的随访。手术后没有肿瘤残留不需要再切的病例,其最终的评估应该是 BI-RADS 3(可能良性)或 2(良性)。与活检不在一个区域的可疑恶性病变应单独评估。其最终的评估应该是 BI-RADS4(可疑恶性)或 5(高度提示恶性),可建议活检或手术干预。

注:本规范的制定来源于美国放射学会的 BI-RADS 第 5 版的内容。

# 第十一章

# 乳腺超声检查技术及报告规范

## 一、检查方法

### (一)仪器条件

多选用 7.5~12MHz 的高频线阵探头,直接探查。目前临床已有更高频率的超声探头(如 15MHz),一般来说,在满足一定深度超声穿透力的前提下,应尽可能采用最高的频率检查,以提高图像的分辨率。但对于乳腺组织过厚或有假体时,可适当降低探头频率。

超声仪器的调节也是检出乳腺肿块的重要前提条件。检查时应采用适当的深度、聚焦和增益,使图像达最佳。依据病灶的位置调节图像的深度,使病灶居于图像深度的 1/2 处。深度过深将使图像过小,直接影响病灶细节的显示。对多数中国女性而言,检查乳腺的适宜深度是 3.0~3.5cm。若肿块位置很表浅(距皮肤 <0.5cm),近场伪像多,难以鉴别囊性或实性时,需提高探头频率或加用特制的耦合垫。更为简便易行的方法是:在皮肤与探头之间使用多量的耦合剂,增加探头和病灶之间的距离,改善图像。而 5MHz 的探头对于较大的占位、硅胶充填物等可较好显示全貌,便于观察病变的整体特征和准确测量。聚焦应位于病灶处。增益的调节可参照脂肪组织的回声,脂肪组织回声不可过低,否则容易漏诊低回声的乳腺病灶。

### (二)体位

一般取仰卧位,双臂上举或呈外展位。该体位不仅可充分暴露乳腺及腋窝等部位,同时可使乳腺腺体伸展,平铺于前胸壁,更易于超声检查。同时,该双臂外展的体位与乳腺手术体位相同,更有利于外科医生定位病灶。检查乳腺外侧象限时,可调整为面向对侧的半侧卧位,侧卧角度为 30°~50°。侧卧角度过大,将导致腺体移位明显,影响对病灶的定位,尤其是部分良性的病灶随体位移动明显。检查乳腺下部时,若乳腺较大或下垂明显时,需用手向上托起下部的乳腺。

（三）扫查方法

**1. 乳腺检查法**　检查者应按固定程序，一般先右后左，对于每一侧乳腺，有以下两种方法：①按顺时针或逆时针顺序，以乳头为中心向外做辐射状扫查；②按先横切后纵切的顺序，从上到下、从左到右逐一切面扫查。

无论采用何种扫查方法，内侧必须扫查至出现胸骨声影，外侧必须扫查至腋前线，乳腺结构完全消失，上界和下界也须至乳腺结构完全消失。并且，每次扫查范围应有重叠，不留空隙，尤其是变换患者检查体位时应与已扫查切面有部分重叠，可形象地将该扫查方式比喻为"剪草机"式扫查。最后还应常规探查双侧腋窝处是否有副乳组织及淋巴结，做到全面、完整的乳腺超声探查，防止漏诊。

**2. 乳头 - 乳晕检查法**　声像图显示乳头为均匀的中等回声，其后方常伴有声影，声影主要由乳头的结缔组织和乳晕下乳腺导管周围组织引起。声影会影响乳晕区的超声检查，可将探头置于乳头旁，通过改变加压的力度和角度来调整探头倾斜角度，使声束斜切入乳头下方，尽量使其平行于主导管走行方向，可较好地显示乳头 - 乳晕区主导管结构。同样，当可疑乳头内病变时，可在乳头区使用多量的耦合剂，保证探头和皮肤之间接触良好，然后将探头一侧置于乳头表面加压使乳头倾斜，并调整探头倾斜角度，用以检查乳头内是否有扩张导管和 / 或占位。

**3. 病变检查法**　发现病变或异常时，沿所查部位做旋转扫查，判断病变是否有占位效应。观察肿块的形态、大小、与邻近组织的关系及肿块在不同压力下的可变性和移动性等。

如果超声检查发现了乳腺病灶，应对其位置进行准确、标准的描述，描述内容包括：左侧 / 右侧；时钟方向显示肿块所在方向；肿块距乳头的距离。例如：右乳外上象限 10 点钟距乳头 3cm 处。

（四）标准断面及测量

**1. 经乳腺腺体最厚处的纵、横断面**　常在乳腺外上象限处取得。在此断面上测量乳腺最大前后径，即厚度。

**2. 乳头下方主导管长轴断面**　测量乳头下方主导管宽度。

## 二、检查内容

1. 双侧乳腺腺体最大厚度及回声，导管、小叶形态结构，导管是否扩张。

2. 乳腺腺体内是否有病变，如果是占位性病变，是单发还是多发，特别是触诊或乳腺 X 线检查发现有肿块的部位，更应仔细扫查。

3. 如果在触诊或乳腺 X 线检查发现有异常的部位超声检查没有发现占位性病变，需仔细检查此处腺体是否增厚，回声是否异常，组织弹性是否改变。必要时，和对侧乳腺的相应部位对比，正常时双侧乳腺的对应部位腺体形态结构，包括彩色多普勒血流显像所显示的血流状况应相近。如有差异，应仔细甄别原因。

4. 每一占位性病变的二维声像图表现，如位置、大小、形状（圆形、椭圆形、不规则形）、边界（清晰、模糊、小分叶、成角、毛刺）、纵横比、内部回声、后方回声（增强、不变、衰减）、是否有微小钙化灶等。

5. 每一占位性病变的动态参数,即肿块在探头不同压力下的弹性、可变性、移动性及与邻近组织的关系。

6. 每一占位性病变的血流情况,即病灶周边及内部血管走行与分布,供血动脉的收缩期峰值血流速度(PSV)、搏动指数(PI)、阻力指数(RI)等。

7. 乳腺皮肤是否增厚,乳房悬韧带(库珀韧带)走行、结构是否有改变,乳腺周围、腋窝等部位是否有肿大淋巴结和副乳等结构。

8. 三维成像。

9. 造影增强对比成像。

## [附]正常报告

右侧乳腺腺体厚 1.2cm,乳头下导管宽 0.2cm,左侧乳腺腺体厚 1.3cm,乳头下导管宽 0.2cm,双侧乳腺腺体形态、结构未见异常,未见明确囊、实性占位。彩色多普勒血流图(CDFI):双侧乳腺内未见异常血流。

超声提示:双侧乳腺未见异常(图 11-1)。

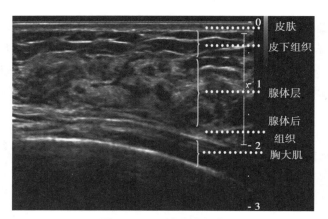

图 11-1　正常乳腺超声

### 三、注意事项

妇女在不同生理状态下(包括青春期、性成熟期、妊娠期、哺乳期及老年期),乳房声像图表现存在一定变化,所以要根据妇女的生理变化分析图像,并与对侧相应部位进行比较。

不要使乳房随探头的滑行而移动,以免影响对乳腺的全部观察,造成遗漏病变。

检查时,灵活掌握探头对乳腺的施压程度。探头加压可使乳房深部肿物显示更清晰。加压可改变库珀韧带与声束的角度,辨别声衰减的原因。另外,通过探头加压 - 放松的方法,可动态观察肿物受压后形态的改变及活动度等。必须注意采用彩色多普勒血流显像探查肿块血流时,应避免探头压迫,以免丢失血流信号,尤其是肿瘤位置表浅时。

检查乳腺腺体组织的同时,应观察前后脂肪层、库珀韧带等是否有病变,有时伸入腺体层内的脂肪组织会造成类似肿块的假象,应加以鉴别。

## 四、乳腺超声检查报告书写

乳腺超声检查所见的各项表现应按照上述要求,在报告中一一体现,描述性语言应简洁、规范,内容应翔实、有条理。诊断部分应包括乳腺是否存在异常、病灶的物理性质、诊断分类及相应的处理建议,能够给临床工作以提示。

乳腺病灶的超声评估分类参照 NCCN 筛查及诊断指南提出的 BI-RADS(breast imaging reporting and data system)分类标准,BI-RADS 是 1992 年由美国放射学会(ACR)提出并推荐采用的"乳腺影像报告和数据系统",其后经多次修订,至 2003 年不仅被应用于指导乳腺X 线诊断,也被扩展应用于乳腺超声和 MRI 诊断。目的是对乳腺作为一个整体器官的所有影像学正常与异常情况的诊断报告进行规范,使用统一的专业术语、标准的诊断归类及检查程序。具体如下:

(一) 评估是不完全的

BI-RADS 0:超声获得的诊断信息不完整,无法评价,需召回患者,建议其行其他影像学检查如乳腺 MRI、乳腺钼靶后再评估。

(二) 评估是完全的

BI-RADS 1:阴性,超声上无异常发现,即乳腺超声显示乳腺结构清晰,无肿块、无皮肤增厚、无微钙化等(如果发现有乳内淋巴结、腋前淋巴结,但淋巴结形态无异常,显示淋巴门,均视为正常淋巴结,也属于 1 级)。1 类建议常规体检(每年一次)。

BI-RADS 2:良性病变,包括乳腺良性肿块(单纯囊肿、积乳囊肿、随访后无改变的纤维腺瘤、纤维脂肪腺瘤、脂肪瘤),肯定的良性钙化,乳腺假体植入等。2 类建议定期随访(每 6 个月至 1 年一次)。

BI-RADS 3:良性可能大(恶性率 ≤ 2%)。新发现的纤维腺瘤、囊性腺病、瘤样增生结节(属不确定类)、未扪及的多发复杂囊肿或簇状囊肿、病理明确的乳腺炎症及恶性病变的术后早期随访都可归于该类。3 类建议行短期随访(每 3~6 个月 1 次),2 年随访无变化者可以降为 2 类。

BI-RADS 4:可疑恶性(3%~94% 的恶性可能性),建议行病理学检查(如细针抽吸细胞学检查、空芯针穿刺活检、手术活检)以明确诊断。为了更准确地为患者和临床医生提供诊疗信息,又将整个 4 类分为 4A、4B、4C。

BI-RADS 4A:属于低度可疑恶性(3%~10%(含))。病理报告结果一般为非恶性,在获得良性的活检或细胞学检查结果后,应进行 6 个月或常规的随访。例如可扪及的、局部界限清楚的实质性肿块,超声特征提示为纤维腺瘤。可扪及的复杂囊肿或可能的脓肿。

BI-RADS 4B:有中度可能恶性的病灶(10%~50%(含))。属于这个分级的病灶放射和病理有紧密相关。部分界限不清的纤维腺瘤或脂肪坏死可进行随访,但乳头状瘤则可能需要切除活检。

　　**BI-RADS 4C**：恶性可能较大（50%~94%（含）），但不像 5 级那样典型的恶性。例如边界不清的不规则实质性肿块或新出现的簇状细小多形性钙化。该级病灶很可能会是恶性的结果。

　　**BI-RADS 5**：高度可疑恶性（恶性可能 ≥ 95%），5 类的一些典型病变或征象包括：毛刺、成角（锯齿）、分支形式（蟹足）、微小叶、微钙化、厚壁声晕、纵横比大于 1、后场衰减等。5 类建议在无禁忌证的情况下先行活检，如穿刺活检或手术切除活检，然后行临床处理。

　　**BI-RADS 6**：经活检证实为恶性。主要用于术前评估，包括是否有除该恶性病灶外需关注的异常病变、对比活检前后的病灶表现，或术前及治疗后的影像改变。

# 第十二章

# 乳腺 MRI 检查技术及报告规范

## 一、乳腺 MRI 检查技术

### (一)乳腺 MRI 检查禁忌证

1. 体内有起搏器、外科金属夹等铁磁性物质及其他不得接近强磁场者。
2. 严重肝、肾功能不全,危重患者或需要使用生命监护设备的重症患者。
3. 具有对任何钆螯合物过敏史者。
4. 幽闭恐惧症者。
5. 妊娠期妇女慎用。

### (二)乳腺 MRI 检查技术

**1. 检查前准备**

(1)核对申请单,确认受检者信息,确认检查部位、目的、方案。

(2)评估检查适应证、禁忌证及风险。

(3)去除随身物品,特别是金属物。

(4)乳腺 MRI 检查前应详细向患者解释整个检查过程,以消除其恐惧心理,并得到患者最好的配合。

(5)由于乳腺腺体组织随月经周期变化而有所变化,因此乳腺 MRI 检查最佳时间为月经后 1 周,但对于已确诊乳腺癌的患者,可不做此要求。

**2. 检查技术** 乳腺 MRI 诊断准确性在很大程度上依赖于检查方法是否恰当,所用扫描成像序列及技术参数是否合理。目前,由于各医疗机构所用设备及磁场强度不同,乳腺 MRI 检查方法亦不尽相同,难以制订统一的方法,但在乳腺 MRI 检查中应遵循以下主要原则:①乳腺 MRI 检查应在磁场非常均匀的高场设备上进行(1.5T 及其以上)。②必须采用乳腺专用线圈。③除常规平扫检查外,须注射对比剂行动态增强检查,动态增强检查采用三维快速梯度回波成像技术,尽可能平衡高空间分辨率和高时间分辨率两个方面的要求(空间分辨率高以准确描述病变的形态学表现，时间分辨率高以评价病变动态增强后的时间 - 信号强度变化）。④行 MR 弥散加权成像（diffusion weighted imaging，DWI）有助于病变的鉴别诊断，DWI 检查中 b 值至少在 500s/mm$^2$ 以上（推荐 1 000s/mm$^2$）。因乳腺 MR 波谱成像检查对技术要求高，检查受干扰因素多，容易造成检测失败或者检测结果差异性较大，尚未列为常规检查。⑤应用 MRI 设备的后处理功能进行多平面重建和容积重建；对增强前后图像进行减影；通过放置兴趣区（ROI）测量病变的时间 - 信号强度曲线和表观弥散系数（ADC）值等。

患者俯卧于检查床上，双乳自然悬垂于专门的乳腺相阵列表面线圈的双孔中央。摆位时，需保证全部乳腺组织位于线圈内，双侧乳腺对称，胸骨中线位于线圈中线上，定位线对支架孔（线圈及乳腺）中心。摆位时，力求患者体位舒适，以保证长时间检查过程中勿移动。扫描方位一般采用横断面及矢状面。在乳腺 MRI 检查中，最常用的成像序列包括自旋回波序列、快速自旋回波序列和梯度回波序列等。乳腺 MRI 平扫检查通常采用非脂肪抑制 T1WI、T2WI 和脂肪抑制 T2WI 序列，以观察乳腺的解剖情况，T1WI 可以观察乳腺脂肪和腺体的分布情况，而 T2WI 能较好地识别液体成分，如囊肿和扩张的导管。扫描层厚一般不大于5mm。扫描范围包括全部乳腺，必要时包括腋窝。

单纯乳腺 MRI 平扫检查除能对囊、实性病变做出可靠诊断外，在对病变定性诊断方面与 X 线检查相比无显著优势，故应常规行动态增强 MRI 检查。为了满足高的空间分辨率（以准确描述病变的结构，发现小乳腺癌）和时间分辨率（以评价病变动态增强前后的时间 - 信号强度曲线变化）两个方面的要求，动态增强检查应采用三维快速成像技术，它可使所有扫描层面同时激励，并在较短时间内对所有层面进行测量，进行薄层（<3mm）无间距扫描，行任意角度或方位图像重建，因而不会遗漏病灶，并可获得较高的信噪比。MRI 增强检查所用对比剂剂量为 0.1~0.2mmol/kg，采用静脉内团注法，继而同样速率用 20ml 生理盐水冲刷导管内的残余对比剂，一般在增强后进行快速梯度回波 T1WI 的不同时相动态扫描。动态增强单次扫描时间为 1~2 分钟，延迟 7~10 分钟。对于强化后动态增强检查，可选择横断面或矢状面，但推荐动态增强后延迟扫描选择与前扫描方位相互补充的另一个方位。

此外，为了避免高信号的脂肪组织掩盖强化的病变，脂肪抑制技术在检查中非常必要，应用脂肪抑制成像技术可使脂肪组织在图像上显示为低信号，正常腺体组织显示为中等信号，这对于异常信号病变的检出或增强扫描时强化病灶的显示较为敏感，特别是对较大的脂肪型乳腺更有价值。如所用设备不宜行脂肪抑制成像技术，则需要对增强后图像与增强前图像进行减影，以使强化病变更加明显。

在所用设备条件允许的情况下，应推荐加做 MR 弥散加权成像。DWI 一般多采用单次激发回波平面成像技术，扩散敏感系数 b 值大小的选取原则需考虑到既能反映水分子布朗运动的真实状况，又能兼顾图像质量（包括空间分辨率及信噪比等），一般 b 值在 500s/mm$^2$ 以上（推荐 1 000s/mm$^2$）。近年来，研究已表明，应用动态增强 MRI 检查结合 DWI 可明显提高对乳腺癌诊断的特异性。

依据 NCCN 指南和欧洲放射学指南，对乳腺 MRI 检查需配置 MRI 引导下定位、活检装置，以开展 MRI 引导下乳腺病变的定位、活检。近年来，乳腺 MRI 检查日趋发展成熟，更多地应用于临床,MRI 对乳腺触诊、X 线和超声检查均为阴性(即以往所谓的"隐匿性")乳腺癌发现越来越多,明显提高了乳腺癌的早期诊断率,同时 MRI 发现的"隐匿性"病灶往往属临床分期较早的病变,如乳腺原位癌和 I 期乳腺癌,适合行保乳手术,从而可减少创伤较大的根治性手术率,提高患者生活质量。但伴随的问题是由于 MRI 对乳腺癌诊断具有高敏感性(即高阴性预期值),对一个阴性乳腺 MRI 检查结果,一般具有较大把握性排除乳腺癌,但高敏感性相应带来的假阳性结果使部分患者可能接受了过度治疗,为了避免出现这一问题,需要医疗机构配备 MRI 引导下乳腺病变定位、活检装置和经验丰富的医生,对 MRI 发现的可疑病灶行 MRI 引导下的定位或组织病理学检查,该技术能够在 MRI 下准确定位病变或获取组织学标本,从而避免不必要的外科过度治疗,为临床选择和实施个体化治疗方案起到保驾护航的作用。

## 二、乳腺 MRI 报告规范

(一)乳腺 MRI 诊断原则(因为文字限制只写诊断原则)

1. 为了便于国内外乳腺影像的学术交流,鼓励采用 ACR(American College of Radiology)的乳腺影像报告与分析系统(Breast imaging reporting and data system,BI-RADS,2013 年第二版)描述术语及影像评估诊断分类。

2. 诊断报告首先需要在 T1WI 图像上描述乳腺纤维腺体组织(fibroglandular tissue,FGT)构成情况,通常依据乳腺纤维腺体组织量的不同,乳腺纤维腺体组织分为 4 种类型:a 类(几乎全部为脂肪构成)、b 类(散在的纤维腺体组织构成)、c 类(不均质的纤维腺体组织构成)和 d 类(绝大部分为纤维腺体组织构成)。与乳腺 X 线检查不同,乳腺纤维腺体组织量的多少不影响 MRI 诊断效能。

3. 诊断报告需要描述乳腺背景实质强化(background parenchymal enhancement,BPE)的情况,依据乳腺背景实质强化范围所占比例,将乳腺背景实质强化也分为 4 种类型:几乎无背景强化、轻度背景强化、中度背景强化和重度背景强化,乳腺实质背景强化明显通常导致 MRI 诊断困难,特别对较小的乳腺癌,可能导致其漏诊。

4. 诊断报告中对 MRI 所发现的异常病变的描述应包括以下方面。

(1)位置:描述病变所在的象限、钟点位置、距乳头及相邻皮肤和深部胸壁的距离。

(2)数目:描述病变的数目。

(3)大小:测量病变的三维径线。对于已确诊乳腺癌进行分期检查时,则要测量病变的总体范围。

(4)分析病变在平扫 T1WI 和 T2WI 的信号表现,与正常腺体比较通常将病变在 T1WI、T2WI 上信号强度分为高、等、低信号。

(5)在动态增强 MRI,首先观察是否存在异常强化病变,对有强化的病变先明确是肿块还是非肿块病变,而后按照对肿块或非肿块病变描述的规范进行详细分析。分析肿块型病变时,除观察其形态学表现外,还要观察其强化方式及强化方式的动态变化,如均匀强化、边缘强化、不均匀强化、由边缘向中心呈向心样强化,还是由中心向外围呈离心样强化。对于非肿块型病变的分析,应重点观察异常强化的分布方式,如呈沿导管走行方向分布的线性或段性强化、区域性强化、多发区域性强化或弥漫性强化,其中表现为呈沿导管走行方向分布的线性或段性强化多提示恶性病变,尤其是 DCIS 可能,而区域性强化、多发区域性强化或弥漫性强化,如两侧呈对称性表现,则多提示为良性。

(6)对病变性质的分析和判断需结合形态学特征和动态增强特征(包括时间 - 信号强度曲线),在上述基础上再结合弥散加权图像(DWI)及表观扩散系数(ADC)进行分析,通常恶性病变在 DWI 上呈高信号,ADC 值较低。而良性病变在 DWI 上 ADC 值较高,许多研究表明良、恶性病变扩散系数之间的差异具有显著性意义。值得注意的是,部分乳腺病变于 DWI 上呈高信号,但所测得的 ADC 值较高,因此要考虑到 DWI 上病变呈高信号为 T2 效应所致,而并非扩散能力降低。

(7)强调结合临床表现和结合其他影像学检查进行综合影像诊断。

(8)乳腺 MRI 最后诊断可依据美国放射学院的 BI-RADS—MRI 标准做出评估分类,乳腺 MRI 评估分类是在 BI-RADS—X 线分类基础上形成,详见第十二章附件。

### [ 附 ] 乳腺 MRI BI-RADS 评估分类

0 类:需要结合进一步的影像检查评估

通常行乳腺 MRI 检查时已有其他影像学资料,故应尽量避免使用 0 类。0 类常用于 MRI 扫描条件不满意,或未做血流动力学成像,或需要更多信息以解释现有检查所见,如建议应用适当的技术再次行 MRI 检查、或从其他影像检查(如乳腺 X 线检查、超声等)获取信息、或结合以前乳腺病史及资料,当资料完备后,应给出最后的综合评价分类。0 类的重要目的是期待多种方法综合评价,以降低乳腺活检率。

1 类:阴性,恶性可能性 0%

未发现异常强化,建议常规随访。双侧乳腺对称,无肿块、结构扭曲或可疑强化病灶发现。

2 类:良性,恶性可能性 0%

此类包括乳腺内淋巴结、假体、金属异物(穿刺或手术后放置的金属夹)、纤维腺瘤、囊肿、无强化的陈旧或近期的瘢痕、术后积液、含脂病变(如脂性囊肿、脂肪瘤、积乳囊肿、错构瘤等)。

对于乳腺癌高危人群,MRI 评估结果为 1 类或 2 类,也建议每年行 MRI 检查和 X 线检查随访,与现有的高危人群筛查指南保持一致。

3 类:良性病变可能性大,恶性病变可能性 ≤ 2%,建议 6 个月随访

实质背景强化(BPE)是乳腺 MRI 检查的正常表现,不应归为 3 类。但如发现 BPE 的表现不典型或者考虑与激素变化有关,可归为 3 类。内源性激素引起的强化表现可随月经周期不同而有所变化,当检查者在不适宜的月经周期进行了检查,可用 3 类评估,并建议在下次 MRI 复查时选择在月经后 1 周内进行。此外,3 类评估亦可用于绝经后行激素替代治疗(HRT)的受检者,MRI 复查时间选择在停止激素替代治疗几周后。

　　局灶性强化一般归为 3 类,但对于随访中新出现的或较前增大的灶性强化,如 T2WI 上呈高信号,可评估为 3 类。如 T2WI 上缺乏高信号表现,评估时应慎重,可随访或进一步活检。

　　非肿块强化有别于背景增强,应基于形态学和血流动力学进行综合评估。对于沿导管走行分布的线性或节段性非肿块强化,不适合 3 类评估,应建议活检。

　　关于评估为 3 类病变的随访时间,通常是间隔 6 个月,如病变无变化,再给出 3 类评估,建议再次间隔 6 个月随访,如病变表现仍稳定,则再次评估为 3 类,但随访时间间隔为 12 个月。即对于一个评估为 BI-RADS 3 类病变的随访间隔时间依次是 6 个月、6 个月、12 个月或以上,如经过 2~3 年随访后病变表现持续稳定,则评估为 2 类。

　　4 类:可疑恶性病变,需行组织病理学检查,恶性可能性为 2%~95%

　　此类病变不具有典型恶性病变征象,但具有恶性的可能性。以下表现均需要考虑恶性可能,如沿导管走行分布的线性或节段性非肿块强化。形态不规则或者不均匀或环形强化的肿块。具有任何可疑形态或血流动力学特点的局灶性强化病变。对于 MRI 上评估为 BI-RADS 4 类的病变,如在超声或 X 线上可发现相对应的病变,应选择行超声或 X 线引导下的穿刺活检,而对于只有 MRI 发现,但超声和 X 线均未显示的病变,则需要行 MRI 引导下活检。但目前由于 MRI 引导下活检配套设备昂贵,对操作人员专业技能要求较高,操作费时等,在我国大规模开展 MRI 引导下的乳腺病变定位或活检技术尚存在一定的困难。在影像学引导下对乳腺病变进行定位或活检的诸多方法中,超声引导下的定位和活检技术操作简便、经济、省时,受检者更舒适,效价比更高,已成为临床上应用广泛和成熟的技术。因此,对于乳腺 MRI 检出的病灶,有针对性地再次行超声检查(即 MRI 导向下“第二眼”超声,MRI-directed “second-look”ultrasound)则有可能发现病变,而后行超声引导下的定位或活检可解决部分问题,约 2/3 以上最初仅由 MRI 检出的病灶可被“第二眼”超声检出。

　　5 类:高度提示恶性病变,恶性可能性≥ 95%,需行组织病理学检查

　　此类病变有极高的恶性可能性。通常单一的 MRI 恶性征象不足以归类为 5 类,需要满足多个恶性征象时,方可评估为 5 类。

　　6 类:用于已活检证实为恶性、在手术前行 MRI 检查患者的评估

　　此类用在活检后组织学已证实为恶性的术前诊断,如恶性病变已完全切除或根治术后不应使用 6 类。除已知的恶性病变外,如另发现其他可疑恶性病变者,应归为 4 类或 5 类。

# 第十三章

# 乳腺癌易感基因检测技术及规范

## 一、适用于临床检测的乳腺癌易感基因

仅推荐基因检测结果明确改变临床诊疗的乳腺癌易感基因用于临床基因检测。基于目前的证据,仅推荐高外显率的乳腺癌易感基因 *BRCA1* 和 *BRCA2* 用于临床检测。尽管 *TP53* 和 *PTEN* 也是高外显率的乳腺癌易感基因,但由于其致病突变非常罕见,建议仅在早发乳腺癌患者(如发病年龄 ≤ 30 岁)或符合相关遗传肿瘤综合征诊断标准的人群进行临床基因检测。其他乳腺癌易感基因检测的临床应用价值证据有限,建议仅用于科学研究。

## 二、乳腺癌易感基因 *BRCA1/2* 检测标准

由于非高危人群乳腺癌易感基因的突变频率与正常人群无异,为避免过度诊疗以及不必要的心理负担,建议患者首先就诊具有肿瘤遗传背景的肿瘤学专家或肿瘤遗传门诊进行遗传咨询,以筛选高危人群和进行健康宣教。推荐采用 NCCN(National Comprehensive Cancer Network)指南的 *BRCA1/2* 检测标准(Genetic/familial high-risk assessment:breast and ovarian,2018 年第一版)进行 *BRCA1/2* 检测。

(一)家族中有 *BRCA1/2* 致病突变的携带者

(二)符合以下 1 个或多个条件的乳腺癌患者

1. 发病年龄 ≤ 45 岁。

2. 发病年龄 ≤ 50 岁,且

(1)双侧乳腺癌(或同侧 ≥ 2 个独立病灶)。

(2)≥ 1 个近亲患有乳腺癌。

(3)≥ 1 个近亲患有胰腺癌。

(4)≥ 1 个近亲患有进展期前列腺癌[格利森(Gleason)评分 ≥ 7 或远处转移]。

3. 发病年龄 ≤ 60 岁的三阴乳腺癌。

4. 任何发病年龄,家系中

(1) ≥ 2 个近亲患有乳腺癌、胰腺癌或进展期前列腺癌(Gleason 评分 ≥ 7 或远处转移)。

(2) ≥ 1 个近亲患有乳腺癌且发病年龄 ≤ 50 岁。

(3) ≥ 1 个近亲患有卵巢癌。

5. 男性乳腺癌,或男性近亲患有乳腺癌。

(三) 其他肿瘤患者

1. 卵巢癌患者(包括输卵管癌和原发性腹膜癌)。

2. 前列腺癌或胰腺癌患者,且

(1)进展期前列腺癌(Gleason 评分 ≥ 7 或远处转移)。

(2) ≥ 1 个近亲患有卵巢癌,或发病年龄 ≤ 50 岁的乳腺癌。

(3) ≥ 2 个近亲患有乳腺癌、胰腺癌或进展期前列腺癌(Gleason 评分 ≥ 7 或远处转移)。

(四) 肿瘤组织检测有 *BRCA1/2* 致病性突变

(五) 具有以下肿瘤家族史的健康人群

1. 一级或二级亲属符合以上任一标准。

2. 三级亲属有乳腺癌和 / 或卵巢癌的病史,且 ≥ 2 个近亲患有乳腺癌(其中至少有一个发病年龄 ≤ 50 岁)和 / 或卵巢癌。

注:

1. 当审查先证者的家族史时,父系和母系亲属的患癌情况应该分开考虑。

2. 近亲是指一级、二级和三级亲属。

3. 乳腺癌包括浸润性癌和导管内癌。卵巢癌包括卵巢上皮癌、输卵管癌和原发性腹膜癌。

4. 家族史有限的个体,例如女性一级或二级亲属小于 2 个,或者女性亲属的年龄大于 45 岁,在这种情况下携带突变的可能性往往会被低估。

## 三、检测方法

(一) 检测样本

用于乳腺癌易感基因胚系突变检测的样本主要包括全血、唾液、组织样本等。推荐采用全血样本,检测前无须空腹。外周静脉穿刺采集 2~3ml 全血,提取白细胞 DNA 进行检测。如果检测者接受过异体造血干细胞移植,可由人体成纤维细胞分离培养替代。优先检测肿瘤患者,仅在无法获得肿瘤患者 DNA 的情况下检测具有遗传高危因素的健康个体。若无法获得肿瘤患者胚系细胞 DNA(如肿瘤患者已去世),可采集肿瘤组织样本(新鲜组织、冰冻组织、石蜡包埋组织、穿刺标本)DNA 进行检测,但对结果解读需慎重。不推荐检测未成年人和非高危人群的健康女性。

(二) 检测方法

推荐对 *BRCA1/2* 基因进行完整的突变类型检测,主要包括点突变、小片段插入 / 缺失和大片段重排。Sanger 测序是检测点突变和小片段插入 / 缺失的"金标准",但由于耗时且费用高,临床上应用在减少。多重连接依赖性探针扩增(multiplex ligation-dependent probe amplification assay,MLPA)是检测 *BRCA1/2* 大片段重排的主要技术。高通量测序技术(也称新一代测序或大规模平行测序技术),由于其准确、高效和价格下降,且也可同时设计和检测大片段重排,目前已经成为主流的基因测序技术。目前,由于不同设备厂家的高通量测序原理不同,即使基于同一种高通量测序原理,各基因测序机构所用设备型号及测序参数也不同,故难以制定统一的规范,但记录在临床报告中的突变需经过 Sanger 测序法正反引物双向验证。

## 四、报告规范

### (一) 报告内容

突变报告应至少包括以下 5 个方面:检测样本、检测技术、突变命名、生物学意义和临床意义。

**1. 检测样本** 应说明检测样本的类型,如外周静脉血、唾液、肿瘤组织(新鲜组织、冰冻组织、石蜡包埋组织、穿刺标本)等。

**2. 检测技术** 应说明使用的检测技术及检测仪器,如 Sanger 测序,ABi 3730 测序仪。高通量测序技术还需列出测序深度以及分析软件,如目标区域测序,Illumina HiSeq 2500 测序平台,测序深度 50X,VarScan 软件检测胚系突变。

**3. 突变命名** 应至少描述突变基因的名称、转录本名称、核苷酸改变、氨基酸改变、杂合/纯合状态。突变命名应符合国际通用的人类基因组变异协会(Human Genome Variation Society,HGVS)关于序列变异的命名标准。为统一命名,根据 HGVS 命名标准,*BRCA1* 通用命名的转录本应采用 NM_007294,*BRCA2* 通用命名的转录本应采用 NM_000059,除非突变仅发生在非通用命名的转录本上。

**4. 生物学意义** 为便于学术交流和健康宣教,鼓励对突变进行进一步的生物学分类和描述。根据氨基酸改变的结果,突变主要分为移码突变(framshift mutation)、非移码突变(nonframshift mutation)、无义突变(nonsense 或 stopgain mutation)、密码子缺失突变(stoploss mutation)、错义突变(missense 或 nonsynonymous mutation)、同义突变(synonymous mutation)和剪切位点突变(splicing mutation)等。

**5. 临床意义** 需要说明的是,检测到的 *BRCA1/2* 基因突变与乳腺癌的临床关联,推荐依据美国国立人类基因组研究所(National Human Genome Research Institute,NHGRI)的乳腺癌信息中心数据库(Breast Cancer Information Core,BIC),其分类标准分为以下 5 类。

(1)良性突变:突变在正常人群的等位基因频率≥1%,或使用多因素概率模型计算的可能致病概率≤0.001。

(2)可能良性突变:突变在特定种族人群的等位基因频率≥1%,但不能排除是否是致病始祖突变,或突变位于非进化保守区域,且实验数据证实不会影响 mRNA 转录的同义突变、内含子突变、错义突变、非移码突变,或使用多因素概率模型等软件计算的可能致病概率为 0.001~0.049。

(3) 意义不明突变：证据不充分的突变，或使用多因素概率模型等软件计算的可能致病概率为 0.05~0.949。

(4) 可能致病突变：高度可能影响 mRNA 转录但尚未有实验数据证实的突变，或使用多因素概率模型等软件计算的可能致病概率为 0.95~0.99。

(5) 致病突变：突变位于已知蛋白功能域上游或高度保守编码区域，并导致蛋白功能异常的无义突变和移码突变，或实验数据证实影响 mRNA 转录的突变，或实验数据证实导致蛋白功能异常的拷贝数改变，或使用多因素概率模型计算的可能致病概率 >0.99，或突变虽然不满足以上标准，但 BIC 专家组认定为致病突变。

突变分类意义不明突变、可能致病突变、致病突变需要在临床检测报告里列出。突变分类良性突变、可能良性突变通常无须报告，除非既往在其他检测结果有报告，或用于临床试验。原始测序数据和文件无须提供给受检者。

（二）报告解读

基因检测结果应交由具有肿瘤遗传背景的肿瘤学专家或肿瘤遗传门诊进行解读。解读内容应包括乳腺癌等肿瘤的发病风险、家族成员的遗传咨询和个体化临床策略。推荐 BIC 突变分类为可能致病突变和致病突变的携带者进行家系分析和遗传咨询，并与肿瘤专家讨论制订下一步的临床决策。建议对 BIC 突变分类为良性突变、可能良性突变和意义不明突变的携带者进行临床随访，或加入科学研究。

# 第十四章

# 乳腺结节穿刺活检

按照 NCCN 和各种其他指南,当影像学发现乳腺结节出现可疑征象,恶性风险分类达到 BI-RADS 4A 时,应该进入影像学引导下穿刺活检环节,属于诊断的一部分。对于乳腺癌筛查的人群,召回是筛查流程中不可缺少的步骤之一。凡 BI-RADS 4A 者,应该被及时召回到具有能力的医院进行穿刺活检和病理诊断。

影像学引导可以使用超声、X 线和 MRI 等,最简单、方便、经济的是超声引导。穿刺准确率可达 94.1%~100%。但是,对于仅仅以微钙化、结构不良等非肿块为特征的病灶,推荐在乳腺 X 线引导立体定向下进行。

MRI 引导的穿刺活检因其操作复杂和昂贵,仅限于乳腺 X 线和超声都无法发现、仅 MRI 能发现的可疑病灶。

乳腺病灶穿刺非常安全,没有绝对禁忌证,原则是必须有确定的靶病灶并且可疑恶性者,术前应该常规检查凝血功能。受检者需要签署知情同意书。

穿刺使用 10~18G 粗针均可。多个研究表明,14~16G 粗针取得的组织条能够进行包括分子病理和基因检测所需的体积量。常规取材 2 次,根据取出的组织条体积确定再次取材针数,如果样本过少,可以增加取材针数。

穿刺进针点的选择应该遵循几个原则:远离乳头、在未来手术切除范围内和距病灶最短距离。

术后并发症主要是穿刺点出血,发生率与穿刺针内径和按压不足密切相关。推荐使用直径为 14~16G 的粗针,全自动切割活检术式。

患者对粗针穿刺活检的感受研究显示,疼痛指数与穿刺针的粗细没有相关性。

经皮乳腺可疑病灶穿刺活检的局限性主要是取材不足和组织学低估。定向真空辅助活检装置经皮穿刺活检能取到大块的组织样本,对钙化病灶的诊断特别有帮助,基本可替代手术切除活检。增加取材量是减少组织学低估的有效办法,但是仍然无法完全消除组织学低估。穿刺活检假阴性结果多发生在以钙化为主的病灶,因此,取出的组织学样本要常规进行再次 X 线检查,确认钙化点存在于样本中。

# 参考文献

［1］ FERLAY J,SOERJOMATARAM I,ERVIK M,et al.GLOBOCAN 2012 v1.0,Cancer incidence and mortality worldwide:IARC Cancer Base No.11.Lyon:International Agency for Research on Cancer, 2013.

［2］ MICHELLE D ALTHUIS,JACLYN M DOZIER,WILLIAM F ANDERSON,et al.Global trends in breast cancer incidence and mortality 1973–1997.International Journal of Epidemiology,2005,34(2): 405-412.

［3］ SMIGAL C,JEMAL A,WARD E,et al.Trends in breast cancer by race and ethnicity:update 2006.CA Cancer J Clin,2006 May-Jun,56(3):168-183.

［4］ PETO R,BOREHAM J,CLARKE M,et al.UK and USA breast cancer deaths down 25%in year 2000 at ages 20-69 years.Lancet,2000 May 20,355(9217):1822.

［5］ KAWAMURA T,SOBUE T.Comparison of breast cancer mortality in five countries:France,Italy, Japan,the UK and the USA from the WHO mortality database(1960-2000).Jpn J Clin Oncol,2005 Dec,35(12):758-759.

［6］ BOSETTI C,BERTUCCIO P,LEVI F,et al.Cancer mortality in the European Union,1970-2003, with a joinpoint analysis.Ann Oncol,2008,19 :631-640.

［7］ SIEGEL RL,MILLER KD,JEMAL A.Cancer statistics,2018.CA Cancer J Clin,2018,68(1):7-30.

［8］ 陈万青,郑荣寿. 中国女性乳腺癌发病死亡和生存状况. 中国肿瘤临床,2015,13 :668-674.

［9］ CHEN W,ZHENG R,ZHANG S,et al.Cancer incidence and mortality in China,2013.Cancer Lett, 2017,401 :63-71.

［10］ CHEN W.Cancer statistics in China,2015.CA:A Cancer Journal for Clinicians,2016,66(2):115-132.

［11］ 黄哲宙,陈万青,吴春晓,等 . 北京、上海、林州和启东地区女性乳腺癌发病及死亡的时间趋势 . 肿瘤,2012,8 :605-608.

［12］ 全国肿瘤防治研究办公室. 中国恶性肿瘤发病死亡登记资料(第一辑). 哈尔滨:1989.

［13］ 全国肿瘤防治研究办公室,卫生部卫生信息中心. 中国试点市、县恶性肿瘤的发病与死亡(1988-1992). 北京:中国医药科技出版社,2001.

［14］ 全国肿瘤防治研究办公室,卫生部卫生信息中心. 中国试点市、县恶性肿瘤的发病与死亡(1993-1997). 北京:中国医药科技出版社,2002.

［15］ 全国肿瘤防治研究办公室,卫生部卫生信息中心,卫生部疾病预防控制局. 中国部分市、县恶性肿瘤的发病与死亡. 第三卷(1998-2002). 北京:人民卫生出版社,2007.

［16］ 赵平,陈万青,孔灵芝. 中国癌症发病与死亡 2003-2007. 北京:军事医学科学出版社,2012.

［17］ ALLEMANI C,MASTSEDA T,DI CARLO V,et al.Global surveillance of trends in cancer survival 2000-14(CONCORD-3):analysis of individual records for 37 513 025 patients diagnosed with one of 18 cancers from 322 population-based registries in 71 countries.Lancet,2018 Jan 30,391(10125):

1023-1075.

［18］ ZENG H，CHEN W，ZHENG R，et al.Changing cancer survival in China during 2003-2015：a pooled analysis of 17 population-based cancer registries.Lancet Glob Health，2018，6：e555-567.

［19］ FAN L，STRASSER-WEIPPL K，LI JJ，et al.Breast cancer in China.Lancet Oncol，2014，15：e279-289.

［20］ 中国抗癌协会乳腺癌专业委员会.中国抗癌协会乳腺癌诊治指南与规范.中国癌症杂志，2017，27（9）：695-705.

［21］ 王临虹，魏丽惠.妇女常见病筛查技术指南.北京：人民卫生出版社，2013.

［22］ N.PERRY，M.BROEDERS，C.DE WOLF，et al.European guidelines for quality assurance in breast cancer screening and diagnosis.Fourth edition—summary document.Ann Oncol，2008，19（4）：614-622.

［23］ BEVERS TB.Breast awareness：A shift in the paradigm of breast self-examination.Journal of the National Comprehensive Cancer Network：JNCCN，2009，7（10）：1042-1043.

［24］ THOMAS DB，GAO DL，RAY RM，et al.Randomized trial of breast self-examination in shanghai：Final results.J Natl Cancer Inst，2002，94（19）：1445-1457.

［25］ BARTON MB，HARRIS R，FLETCHER SW.The rational clinical examination.Does this patient have breast cancer？The screening clinical breast examination：Should it be done？How？.JAMA，1999，282（13）：1270-1280.

［26］ HUMPHREY LL，HELFAND M，CHAN BK，et al.Breast cancer screening：A summary of the evidence for the U.S.Preventive services task force.Ann Intern Med，2002，137（5 Part 1）：347-360.

［27］ OEFFINGER KC，FONTHAM ET，ETZIONIO R，et al.Breast cancer screening for women at average risk：2015 guideline update from the american cancer society.JAMA，2015，314（15）：1599-1614.

［28］ SIU AL，FORCE USPST.Screening for breast cancer：U.S.preventive services task force recommendation statement.Ann Intern Med，2016，164（4）：279-296.

［29］ NCCN guidelines version 1.2017 breast cancer screening and diagnosis.

［30］ BADGWELL BD，GIORDANO SH，DUAN ZZ，et al.Mammography before diagnosis among women age 80 years and older with breast cancer.J Clin Oncol，2008，26（15）：2482-2488.

［31］ MANDELBLATT JS，SILLIMAN R.Hanging in the balance：Making decisions about the benefits and harms of breast cancer screening among the oldest old without a safety net of scientific evidence.J Clin Oncol，2009，27（4）：487-490.

［32］ VAN DIJCK J，VERBEEK A，HENDRIKS J，et al.Mammographic screening after the age of 65 years：Early outcomes in the nijmegen programme.Br J Cancer，1996，74（11）：1838-1842.

［33］ BERG WA，BLUME JD，CORMACK JB，et al.Combined screening with ultrasound and mammography vs mammography alone in women at elevated risk of breast cancer.JAMA，2008，299（18）：2151-2163.

［34］ BERG WA，ZHANG Z，LEHRER D，et al.Detection of breast cancer with addition of annual screening ultrasound or a single screening mri to mammography in women with elevated breast cancer risk.JAMA，2012，307（13）：1394-1404.

［35］ BERG WA，BANDOS AI，MENDELSON EB，et al.Ultrasound as the primary screening test for breast cancer：Analysis from acrin 6666.J Natl Cancer Inst，2016，108（4）：djv367.

［36］ WEIGERT J，STEENBERGEN S.The connecticut experiments second year：Ultrasound in the screening of women with dense breasts.Breast J，2015，21（2）：175-180.

［37］ SHEN S，ZHOU Y，XU Y，et al.A multi-centre randomised trial comparing ultrasound vs mammography for screening breast cancer in high-risk chinese women.Br J Cancer，2015，112（6）：998-1004.

［38］ National Comprehensive Cancer Network.Breast Cancer Screening and Diagnosis，version 1.2018［https://www.nccn.org/professionals/physician_gls/pdf/breast-screening.pdf］

［39］ Bennett RL，Steinhaus KA，Uhrich SB，et al.Recommendations for standardized human pedigree nomenclature.Pedigree Standardization Task Force of the National Society of Genetic Counselors.Am J

Hum Genet 1995,56(3):745-752.

[40] National Comprehensive Cancer Network.Breast Cancer Risk Reduction,version 1.2018〔https://www.nccn.org/professionals/physician_gls/pdf/breast_risk.pdf〕

[41] EVANS DG,GRAHAM J,O'CONNELL S,et al.Familial breast cancer:summary of updated NICE guidance.BMJ,2013,346:f3829.

[42] ROBSON ME,STORM CD,WEITZEL J,et al.American Society of Clinical Oncology policy statement update:genetic and genomic testing for cancer susceptibility.J Clin Oncol,2010,28(5):893-901.

[43] HAMPEL H,BENNETT RL,BUCHANAN A,et al.A practice guideline from the American College of Medical Genetics and Genomics and the National Society of Genetic Counselors:referral indications for cancer predisposition assessment.Genet Med,2015,17(1):70-87.

[44] MEIJERS-HEIJBOER H,VAN GEEL B,VAN PUTTEN WL,et al.Breast cancer after prophylactic bilateral mastectomy in women with a BRCA1 or BRCA2 mutation.N Engl J Med,2001,345(3):159-164.

[45] REBBECK TR,FRIEBEL T,LYNCH HT,et al.Bilateral prophylactic mastectomy reduces breast cancer risk in BRCA1 and BRCA2 mutation carriers:the PROSE Study Group.J Clin Oncol,2004,22(6):1055-1062.

[46] DOMCHEK SM,FRIEBEL TM,SINGER CF,et al.Association of risk-reducing surgery in BRCA1 or BRCA2 mutation carriers with cancer risk and mortality.JAMA,2010,304(9):967-975.

[47] REBBECK TR,LYNCH HT,NEUHAUSEN SL,et al.Prophylactic oophorectomy in carriers of BRCA1 or BRCA2 mutations.N Engl J Med,2002,346(21):1616-1622.

[48] National Comprehensive Cancer Network.Genetic/familial high-risk assessment:breast and ovarian,version 1.2018〔https://www.nccn.org/professionals/physician_gls/pdf/genetics_screening.pdf〕

[49] National Comprehensive Cancer Network.NCCN Clinical PracticeGuidelines in Oncology:Breast Cancer Diagnosis and Screening Version 1.2017.2017.Available at:https://www.nccn.org/professionals/physician_gls/pdf/breast-screening.pdf.

[50] LAUBY-SECRETAN B,SCOCCIANTI C,LOOMIS D,et al.Breast-cancer screening-viewpoint of the IARC Working Group.N Engl J Med,2015,372(24):2353-2358.

[51] 中国抗癌协会乳腺癌专业委员会.中国抗癌协会乳腺癌诊治指南与规范(2017年版).中国癌症杂志,2017,27(9):695-760.

[52] 石菊芳,代敏.中国癌症筛查的卫生经济学评价.中华预防医学杂志,2017,51(2):107-111.

[53] 王乐,石菊芳,黄慧瑶,等.我国乳腺癌筛查卫生经济学研究的系统评价.中华流行病学杂志,2016,37(12):1662-1669.

[54] 中国人民共和国国家统计局.国家数据.〔Cited on 2018-02-24〕.Available at:http://data.stats.gov.cn/.

[55] World Health Organization.Cost effectiveness and strategic planning(WHO-CHOICE),Table:Threshold values for intervention cost-effectiveness by Region.2010.〔Cited on 2016/03/03〕.Available at:http://www.who.int/choice/costs/CER_levels/en/.

[56] 杨岚.基于社区乳腺癌筛查策略卫生经济学评价.天津:天津医科大学,2016.

[57] 莫淼,郑莹,柳光宇,等.上海市女性乳腺癌有组织筛查和机会性筛查的成本效果分析.中华肿瘤杂志,2015,37(12):944-951.

[58] 谭丽,彭宏伟,彭颖,等.湖南省长沙地区农村妇女子宫颈癌和乳腺癌筛查项目卫生经济学评价.中华保健医学杂志,2014,16(2):111-113.

[59] 杨岚,高鹰,李文,等.基于社区的乳腺癌筛查成本预测与控制研究.中国全科医学,2015,(34):4179-4183.

[60] 吴菲,莫淼,覃肖潇,等.上海市女性乳腺癌不同筛查模式的成本效果分析.中华流行病学杂志,2017,38(12):1665-1671.

[61] 吕艳丽,秦红风,李毅.2013-2014年顺义区乳腺癌筛查现况分析.中外医学研究,2017,15(23):59-61.

［62］ 孙黎,LEGOOD R,杨莉.乳腺超声和钼靶 X 线对中国女性乳腺癌筛查的卫生经济学评价.中国卫生政策研究,2017,10(4):42-50.

［63］ 闫菊娥,杜蕾蕾,邓蓬华,等.陕西省农村妇女乳腺癌检查方案的卫生经济学评价.中国卫生经济,2016,35(12):91-94.

［64］ 宋小宁,龙勤,吴祖培,等.三种乳腺癌筛查方案的准确性及成本效益分析.实用医技杂志,2016,23(2):140-141.

［65］ 高鹰.中国女性乳腺癌筛查策略优化研究及卫生经济学评价.天津:天津医科大学,2016.

［66］ 张欣.新疆乌鲁木齐市乳腺癌不同筛查方案的卫生经济学评价.乌鲁木齐:新疆医科大学,2015.

［67］ 马恒敏.山东省乳腺癌筛查项目汇总分析及筛查方案的比较研究.济南:山东大学,2015.

［68］ SHEN S,ZHOU Y,XU Y,et al.A multi-centre randomised trial comparing ultrasound vs mammography for screening breast cancer in high-risk Chinese women.Br J Cancer,2015,112(6):998-1004.

［69］ 康敏,赵莹,黄源,等.不同乳腺癌筛查方案在中国女性中的准确性评价和筛查直接医疗成本初步估计.中华肿瘤杂志,2014,36(3):236-240.

［70］ 初菁菁.Markov 决策模型在乳腺癌筛查卫生经济学评价中的应用.浙江大学,2014.

［71］ 余海云,李文萍,王顼,等.城市群体妇女 2006-2011 年乳腺癌筛查效果评估.中华肿瘤防治杂志,2013,20(12):894-897.

［72］ 许娟,王顼,马宏民,等.体检联合超声补充 X 射线钼靶检查乳腺癌筛查模式初步应用评价.中华肿瘤防治杂志,2013,20(17):1295-1299.

［73］ 邵文杰.农村妇女乳腺疾病筛查项目评价.杭州:浙江大学,2013.

［74］ 张峰,罗立民,鲍旭东,等.中国妇女乳腺 X 线钼靶摄影普查成本效益分析.肿瘤,2012,32(6):440-447.

［75］ 杨振华,戴宏季,闫烨,等.不同钼靶 X 线阳性标准对乳腺癌筛查成本效果的影响.中国肿瘤临床,2012,29(6):328-330.

［76］ MERCADO CL.BI-RADS update.Radiol Clin North Am,2014 May,52(3):481-487.

［77］ SANDERS MM,WAHEED S,JOSHI S,et al.The importance of pre-operative axillary ultra-sound and intra-operative sentinel lymph node frozen section analysis in patients with early breast cancer-a 3-year study.Ann R Coll Surg Engl,2011,93:103-105.

［78］ AKçIL M1,KARAAGAOGLI E,DEMIRHAN B.Diagnostic accuracy of fine-needle aspiration cytology of palpable breast masses:an SROC curve with fixed and random effects linear meta-regression models. Diagn Cytopathol,2008,36:303-310.

［79］ STANLEY MW,SIDAWY MK,SANCHEZ MA,et al.Current issues in breast cytopathology.Am J Clin Pathol,2000,113:49S-75S.

［80］ ZHANG Z,YUAN P,GUO H,et al.Assessment of hormone receptor and human epidermal growth factor receptor 2 status in breast carcinoma using thin-prep cytology fine needle aspiration cytology FISH experience from China.Medicine,2015,94(24):e981.

［81］ BURBANK F,FORCIER N.Tissue marking clip for stereotactic breast biopsy:initial placement accuracy, long-term stability,and usefulness as a guide for wire localization.Radiology,1997,205:407-415.

［82］ MANDELBLATT JS,CRONIN K.,DE KONING H,et al.Collaborative modeling of U.S.breast cancer screening strategies.AHRQ Publication No.14-05201-EF-4.2015.

［83］ JOHN M.Eisenberg Center for Clinical Decisions and Communications Science.Core-needle biopsy for breast abnormalities.Comparative effectiveness review summary guides for clinicians［Internet］.Rockville(MD):Agency for Healthcare Research and Quality(US);2007-2016 May 26.

［84］ LI S1,YANG X,ZHANG Y,et al.Assessment accuracy of core needle biopsy for hormone receptors in breast cancer:a meta-analysis.Breast Cancer Res Treat,2012,135:325-334.

［85］ HAHN M,KRAINICK-STROBEL U,TOELLNER T,et al.Minimally Invasive Breast Intervention Study

Group（AG MiMi）of the German Society of Senology（DGS）；Study Group for Breast Ultrasonography of the German Society for Ultrasound in Medicine（DEGUM）.Interdisciplinary consensus recommendations for the use of vacuum-assistedbreast biopsy under sonographic guidance：first update 2012.Ultraschall Med,2012,33 :366-371.

［86］ 付丽.乳腺疾病病理彩色图谱.第 2 版.北京：人民卫生出版社,2013.1.

［87］ SJ.SCHNITT,LC.COLLINS.乳腺病理活检解读.薛得彬,黄文斌,译.第 2 版.北京：科学技术出版社,2014.

［88］ TAVASSOLI F.A.,DEVILEE P.World Health Organization Classification of Tumours.Pathology and Genetics of Tumours of the Breast and Female Genital Organs.Lyon：IARC Press,2003.

［89］ LAKHANI SR,ELLIS IO,SCHNITT SJ,et al.World Health Organization Classification of Tumours of the Breast.Lyon：IARC,2012.

［90］ FISHER B,DIGNAM J,WOLMARK N,et al.Lumpectomy and radiation therapy for the treatment of intraductal breast cancer：findings from National Surgical Adjuvant Breast and Bowel Project B-17.J Clin Oncol,1998,16 :441-452.

［91］ WAPNIR IL,DIGNAM JJ,FISHER B,et al.Long-term outcomes of invasive ipsilateral breast tumor recurrences after lumpectomy in NSABP B-17 and B-24 randomized clinical trials for DCIS.J Natl Cancer Inst,2011,103 :478-488.

［92］ CUZICK J,SESTAK I,PINDER SE,et al.Effect of tamoxifen and radiotherapy in women with locally excised ductal carcinoma in situ：long-term results from the UK/ANZ DCIS trial.Lancet Oncol,2011,12 :21-29.

［93］ MARGOLESE RG,CECCHINI RS,JULIAN TB,et al.Anastrozole versus tamoxifen in postmenopausal women with ductal carcinoma in situ undergoing lumpectomy plus radiotherapy（NSABP B-35）：a randomised,double-blind,phase 3 clinical trial.Lancet,2016,387（10021）:849-56.

［94］ FORBES JF,SESTAK I,HOWELL A,et al.Anastrozole versus tamoxifen for the prevention of locoregional and contralateral breast cancer in postmenopausal women with locally excised ductal carcinoma in situ（IBIS-II DCIS）:a double-blind,randomised controlled trial.Lancet,2016,387（10021）:866-73.

［95］ WONG SM,KING T,BOILEAU JF,et al.Population-based analysis of breast cancer incidence and survival outcomes in women diagnosed with lobular carcinoma in situ.Ann Surg Oncol,2017,24 :2509-2517.

［96］ FISHER B,COSTANTINO JP,WICKERHAM DL,et al.Tamoxifen for prevention of breast cancer：report of the National Surgical Adjuvant Breast and Bowel Project P-1 Study.J Natl Cancer Inst,1998,90 :1371-1388.

［97］ VOGEL VG,COSTANTINO JP,WICKERHAM DL,et al.Effects of tamoxifen vs raloxifene on the risk of developing invasive breast cancer and other disease outcomes：the NSABP Study of Tamoxifen and Raloxifene（STAR）P-2 trial.JAMA,2006,295 :2727-2741.

［98］ GOSS PE,INGLE JN,ALES-MARTINEZ JE,et al.Exemestane for breast-cancer prevention in postmenopausal women.N Engl J Med,2011,364 :2381-2391.

［99］ CUZICK J,SESTAK I,FORBESBES JF,et al.Anastrozole for prevention of breast cancer in high-risk postmenopausal women（IBIS-II）:an international,double-blind,randomised placebo-controlled trial.Lancet,2014,383 :1041-1048.

［100］ DONKER M,LITIÉRE S,WERUTSKY G,et al.Breast-conserving treatment with or without radiotherapy in ductal carcinoma in situ：15-year recurrence rates and outcome after a recurrence,from the EORTC 10853 randomized phase Ⅲ trial.J Clin Oncol,2013,31（32）:4054-4059.

［101］ WARNBERG F,GARMO H,EMDIN S,et al.Effect of radiotherapy after breast-conserving surgery for ductal carcinoma in situ:20 years follow-up in the randomized SweDCIS Trial.J Clin Oncol,2014,32 (32):3613-3618.

[ 102 ] CUZICK J,SESTAK I,PINDER SE,et al.Effect of tamoxifen and radiotherapy in women with locally excised ductal carcinoma in situ:long-term results from the UK/ANZ DCIS trial.Lancet Oncol,2011,12 (1):21-29.

[ 103 ] WAPNIR IL,DIGNAM JJ,FISHER B,et al.Long-term outcomes of invasive ipsilateral breast tumor recurrences after lumpectomy in NSABP B-17 and B-24 randomized clinical trials for DCIS.J Natl Cancer Inst,2011,103(6):478-488.

[ 104 ] EBCTCG,CORREA C,MCGALE P,et al.Overview of the randomized trials of radiotherapy in ductal carcinoma in situ of the breast.J Natl Cancer Inst Monogr,2010,41 :162-177.

[ 105 ] NAROD SA,IQBAL J,GIANNAKEAS V,et al.Breast cancer mortality after a diagnosis of ductal carcinoma in situ.JAMA Oncol,2015,1(7):888-896.

[ 106 ] SAGARA Y,FREEDMAN RA,VAZ-LUIS I,et al.Patient prognostic score and associations with survival improvement offered by radiotherapy after breast-conserving surgery for ductal carcinoma in situ:A population-based longitudinal cohort study.J Clin Oncol,2016,34(11):1190-1196.

[ 107 ] DI SAVERIO S,CATENA F,SANTINI D,et al.259 Patients with DCIS of the breast applying USC/Van Nuys prognostic index:a retrospective review with long term follow up.Breast Cancer Res Treat,2008, 109(3):405-416.

[ 108 ] SILVERSTEIN MJ,LAGIOS MD,GROSHEN S,et al.The influence of margin width on local control of ductal carcinoma in situ of the breast.N Engl J Med,1999,340(19):1455-1461.

[ 109 ] GILLEARD O,GOODMAN A,COOPER M,et al.The significance of the Van Nuys prognostic index in the management of ductal carcinoma in situ.World J Surg Oncol,2008,6 :61.

[ 110 ] HUGHES LL,WANG M,PAGE DL,et al.Local excision alone without irradiation for ductal carcinoma in situ of the breast:a trial of the Eastern Cooperative Oncology Group.J Clin Oncol,2009,27(32): 5319-5324.

[ 111 ] MCCORMICK B,WINTER K,HUDIS C,et al.RTOG 9804 :a prospective randomized trial for good-risk ductal carcinoma in situ comparing radiotherapy with observation.J Clin Oncol,2015,33(7):709-715.

[ 112 ] LALANI N,PASZAT L,SUTRADHAR R,et al.Long-term outcomes of hypofractionation versus conventional radiation therapy after breast-conserving surgery for ductal carcinoma in situ of the breast. Int J Radiat Oncol Biol Phys,2014,90(5):1017-1024.

[ 113 ] OMLIN A,AMICHETTI M,AZRIA D,et al.Boost radiotherapy in young women with ductal carcinoma in situ:a multicentre,retrospective study of the Rare Cancer Network.The Lancet Oncology,2006,7(8): 652-656.

[ 114 ] JULIAN TB,LAND SR,WANG Y,et al.Is boost therapy necessary in the treatment of DCIS ? Journal of Clinical Oncology,2008,26(15_suppl):537.

[ 115 ] THOMAS DB,GAO DL,RAY RM,et al.Randomized trial of breast self-examination in Shanghai:final results.J Natl Cancer Inst,2002,94 :1445-1457.

[ 116 ] HACKSHAW AK,PAUL EA.Breast self-examination and death from breast cancer:a meta-analysis.Br J Cancer,2003,88 :1047-1053.

[ 117 ] BAXTER N,CANADIAN Task Force on Preventive Health C.Preventive health care,2001 update: should women be routinely taught breast self-examination to screen for breast cancer ? .CMAJ,2001, 164 :1837-1846.

[ 118 ] HARVEY BJ,MILLER AB,BAINES CJ,et al.Effect of breast self-examination techniques on the risk of death from breast cancer.CMAJ,1997,157 :1205-1212.

[119] NEWCOMB PA,WEISS NS,STORER BE,et al.Breast self-examination in relation to the occurrence of advanced breast cancer.J Natl Cancer Inst,1991,83：260-265.

[120] MORRIS EA,COMSTOCK C,LEE C,et al.BI-RADS：magnetic resonance imaging 2013.In：D'ORSI CJ,SICKLES EA,MENDELSON EB,et al.Breast imaging reporting and data system：ACR BI-RADS，breast imaging atlas,Reston,Va：American College of Radiology,2013.

[121] MERCADO C.L.BI-RADS update.Radiol Clin North Am,2014,52：481-487.

[122] 中国抗癌协会乳腺癌专业委员会.中国抗癌协会乳腺癌诊治指南与规范(2017年版).中国癌症杂志，2017,9：695-759.

[123] American Institute of Ultrasound in Medicine,American Society of Breast Surgeons.AIUM practice guideline for the performance of a breast ultrasound examination.J Ultrasound Med,2009,28(1)：105-109.

[124] MERRY GM,Mendelson EB.Update on screening breast ultrasonography.Radiol Clin North Am,2014,52(3)：527-537.

[125] DURAND MA,HOOLEY RJ.Implementation of Whole-Breast Screening Ultrasonography.Radiol Clin North Am,2017,55(3)：527-539.

[126] BALLEYGUIER C,CIOLOVAN L,AMMARI S,et al.Breast elastography：the technical process and its applications.Diagn Interv Imaging,2013,94(5)：503-513.

[127] GKALI CA,CHALAZONITIS AN,FEIDA E,et al.Breast elastography：How we do it.Ultrasound Q,2015,31(4)：255-261.

[128] 欧冰,吴嘉仪,周薪传,等.多中心研究：弹性应变率比值对弹性评分法评估乳腺病灶良恶性的辅助价值探讨.中华超声影像学杂志,2017,26(10)：867-871.

[129] LI Q,HU M,CHEN Z,et al.Meta-analysis：contrast-enhanced ultrasound versus conventional ultrasound for differentiation of benign and malignant breast lesions.Ultrasound Med Biol,2018,44(5)：919-929.

[130] 朱庆莉,姜玉新.超声造影在乳腺肿瘤诊断中的应用.中国医学影像技术,2003,19(10)：1404-1406.

[131] American College Radiology Ultrasound BI-RADS Final Assessment Categories.Available at：https：//www.acr.org/Clinical-Resources/Reporting-and-Data-Systems/Bi-Rads.

[132] American College of Radiology(ACR).ACR BI-RADS®Atlas.Breast Imaging Reporting and Data System.5th Edition.2013.

[133] 王殊,洪楠主译.乳腺影像报告与数据系统图谱：2013版.美国放射学院著.北京：北京大学医学出版社,2016.

[134] 刘佩芳.乳腺影像诊断必读.第2版.北京：人民军医出版社,2018.

[135] ROBSON ME,STORM CD,WEITZEL J,et al.American Society of Clinical Oncology policy statement update：genetic and genomic testing for cancer susceptibility.J Clin Oncol,2010,28(5)：893-901.

[136] HAMPEL H,BENNETT RL,BUCHANAN A,et al.A practice guideline from the American College of Medical Genetics and Genomics and the National Society of Genetic Counselors：referral indications for cancer predisposition assessment.Genet Med,2015,17(1)：70-87.

[137] National Comprehensive Cancer Network.Genetic/familial high-risk assessment：breast and ovarian,version 1.2018.[https://www.nccn.org/professionals/physician_gls/pdf/genetics_screening.pdf]

[138] den Dunnen JT,Dalgleish R,Maglott DR,et al.HGVS Recommendations for the Description of Sequence Variants：2016 Update.Hum Mutat 2016,37：564-569.

[139] NHGRI：Breast Cancer Information Core,Variant Classification Framework and Categories.[https://research.nhgri.nih.gov/projects/bic/Member/clinical_class.shtml]

[140] NCCN Guidelines Insights：Breast Cancer,Version 1.2017.

[141] 中国抗癌协会乳腺癌专业委员会.中国抗癌协会乳腺癌诊治指南与规范(2017年版).中国癌症杂志，2017,9：695-759.

［142］ HOUSSAMI N，CIATTO S，AMBROGETTI D，et al.Florence-Sydney breast biopsy study：Sensitivity of ultrasound-guided versus freehand fine needle biopsy of palpable breast cance.Breast Cancer Res Treat，2005，89（1）：55-59.

［143］ 陈敏华，梁萍，王金锐．中华介入超声学．北京：人民卫生出版社，2017：643-646.

［144］ HUANG ML，HESS K，CANDELARIA RP，et al.Comparison of the accuracy of US-guided biopsy of breast masses performed with 14-gauge，16-gauge and 18-gauge automated cutting needle biopsy devices，and review of the literature.Eur Radiol，2017，27（7）：2928-2933.

［145］ SEELY JM，HILL F，PEDDLE S，et al.An evaluation of patient experience during percutaneou breast biopsy Eur.radiology.Eur Radiol，2017，27（11）：4804-4811.

［146］ 刘峰，姜玉新．乳腺疾病的影像学引导经皮穿刺组织活检．Chin J Ultrasonog r，2005，14（6）：474-475.

08杭